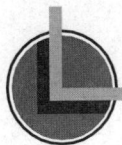

亚健康专业系列教材

亚健康中医体质辨识与调理

主　编　王　琦　靳　琦

副主编　倪　诚　李英帅　王　济　朱忠慈

中国中医药出版社

·北　京·

图书在版编目（CIP）数据

亚健康中医体质辨识与调理/王琦，靳琦主编．—北京：中国中医药出版社，2012.5
（2022.8 重印）
（亚健康专业系列教材）
ISBN 978 - 7 - 5132 - 0840 - 6

Ⅰ.①亚… Ⅱ.①王…②靳… Ⅲ.①保健 - 基本知识②中医学 - 体质学
Ⅳ.①R161②R2

中国版本图书馆 CIP 数据核字（2012）第 063671 号

中 国 中 医 药 出 版 社 出 版
北京经济技术开发区科创十三街 31 号院二区 8 号楼
邮政编码　100176
传真　010-64405721
三河市同力彩印有限公司印刷
各地新华书店经销
*
开本 787×1092　1/16　印张 11.25　字数 185 千字
2012 年 5 月第 1 版　2022 年 8 月第 8 次印刷
书　号　ISBN 978 - 7 - 5132 - 0840 - 6
*
定价　48.00 元
网址　www.cptcm.com

《亚健康专业系列教材》
丛书编委会

序

　　医学朝向健康已是不争的事实了，健康是人全面发展的基础。在我国为实现"人人享有基本医疗卫生服务"的目标，提高国民健康水平，促进社会和谐发展，必须建立比较完善的覆盖城乡居民的基本医疗卫生制度和服务网络，推动卫生服务利用的均等化，逐步缩小因经济社会发展水平差异造成的健康服务不平等现象。有鉴于我们是发展中的人口大国，是穷国办大卫生，长期存在着有限的卫生资源与人民群众日益增长的医疗保健需求之间的矛盾，医疗卫生体系面临着沉重的压力。为了缓解这种矛盾和压力，国家提出了医疗卫生保健工作"重点前移"和"重心下移"的发展战略，以适应新时期大卫生的根本要求。中医药是整体医学，重视天人相应、形神一体，以辨证论治为主体，以治未病为核心，在医疗卫生保健过程中发挥着重大的作用。毋庸置疑，亚健康是健康医学的主题之一，致力于亚健康专门学问的系统研究，厘定亚健康的概念，规范亚健康防治措施与评价体系，编写系列教材培育人才，对于弘扬中医药学原创思维与原创优势具有重要的现实意义，确是一项功在千秋的大事业，对卫生工作重点移向维护健康，重心移向广大民众，尤其是九亿农民，从而大幅提高全民健康水平也有积极的作用。

　　回顾上个世纪西学东渐，知识界的先驱高举科学民主的旗帜，破除三纲五常，推进社会改革，无疑对国家民族的繁荣具有积极意义。然而二元论与还原论的盛行也冲击着传统的优秀的中华文化，致使独具深厚文化底蕴的中医药学随之停滞不前，甚而有弃而废之的噪声。幸然，清华与西南联大王国维、陈寅恪、梁启超、赵元任与吴宓等著名学者大师虽留学西洋，然专心研究哲学文史，大兴国学之风，弘扬中华文化之精髓，其功德至高至尚，真可谓"与天壤同久，共三光而永光"，令吾辈永远铭记。中医中药切合国情之需，民众渴望传承发扬。当今进入新世纪已是东学西渐，渗透融合儒释道精神，以整体论为指导的中医药学，其深化研究虽不排斥还原分析，然而提倡系统论与还原论的整合，将综合与分析、宏观与微观、实体本体论与关系本体论链接，共同推动生物医药科学的发展，为建立统一的新医学、新药学奠定基础。晚近，医界学人与管理者共识：治中医之学，必当遵循中医自身的规律，然则中医自身规律是什么？宜广开言路，做深入思考与讨论。我认为中医学是自然哲学引领下的整体医学，其自身规律是自适应、自组织、自调节、自稳态的目标动力系统，其生长发育、维护健康与防治疾病均顺应自然。中国古代自然哲学可用太极图表达，其平面是阴阳鱼的示意图。其阐释生命科学原理是动态时空、混沌一气、高速运动着的球体，边界不清，色泽黑白不明。人身三宝精、气、神体现"大一"，蛋白质组学、基因组学对生命本质的研究体现"小一"，论大一而无外，小一而无内；大一寓有小一，小一蕴育大一；做大一拆分为小一分析，做小一容汇为大一综合。学习运用"大一"与"小一"的宇宙观，联系人体健康的维护和疾病的防治，尤其对多因素多变量的现代难治病进行辨证论治的复杂性干预的方案制定、疗效评价与机理发现具有指导作用。

哲学是自然科学与社会科学规律的总结，对文化艺术同样重要。当代著名画家范曾先生讲，"中国画是哲学，学哲学出智慧，用智慧作画体现'大美'"。推而广之，西方科学来自实验，以逻辑思维为主体，体现二元论、还原论的方法学；东方科学观察自然，重视形象思维与逻辑思维相结合，体现一元论、系统论的方法学。当下中医药的科学研究是从整体出发的拆分，拆分后的微观分析，再做实验数据的整合，可称作系统论引导下的还原分析。诚然时代进步了，牛顿力学赋予科学的概念，到量子力学的时代不可测量也涵盖在"科学"之中了。同样中医临证诊断治疗的个体化，理法方药属性的不确定性，正是今天创新方法学研究的课题。中医学人必须树立信心，弘扬原创的思维。显而易见，既往笼罩在中医学人头上"不科学"的阴霾今天正在消散，中医药学的特色优势渐成为科技界的共识，政府积极扶持，百姓企盼爱戴，在全民医疗卫生保健事业中，中医药将发挥无可替代的作用。

《亚健康专业系列教材》编委会致力于亚健康领域学术体系的深化研究，从理念到技术，从基础到临床，从预防干预到治疗措施，从学术研究到产业管理等不同层面进行全方位的设计，突出人才培养，编写了本套系列教材。丛书即将付梓，邀我作序实为对我的信任。感佩编著者群体辛勤耕耘，开拓创新的精神，让中医学人互相勉励，共同创造美好的未来。谨志数语，爰为之序。

王永炎
2009年2月

（王永炎 中国工程院院士 中国中医科学院名誉院长）

前　言

　　亚健康状态是一种人体生命活力和功能的异常状态，不仅表现在生理功能或代谢功能的异常，也包含了心理状态的不适应和社会适应能力的异常，其最大的特点就是尚无确切的病变客观指征，但却有明显的临床症状。这种处于健康和疾病之间的状态，自20世纪80年代被前苏联学者称为"第三状态"这个新概念以来，得到国内越来越多学者的认同与重视，并将其称为"亚健康状态"。亚健康主要表现在三个方面，即身体亚健康、心理亚健康和社会适应能力亚健康。亚健康是一个新概念，"亚健康"不等于"未病"，是随着医学模式与健康概念的转变而产生的，而"未病"的概念是与"已病"的概念相对而言的，既非已具有明显症状或体征的疾病，亦非无病，而是指机体的阴阳气血、脏腑功能失调所导致的疾病前态或征兆。未病学主要讨论的是疾病的潜伏期、前驱期及疾病的转变或转归期等的机体变化，其宗旨可概括为"未病先防，既病防变"，从这一点上看可以说中医"未病"的内涵应当是包括了亚健康状态在内的所有机体阴阳失调但尚未致病的状态。总体上讲，亚健康学是运用中医学及现代医学与其他学科的理论知识与技能研究亚健康领域的理论知识、人群状态表现、保健预防及干预技术的一门以自然科学属性为主，涉及心理学、社会学、哲学、人文科学等多个领域的综合学科。

　　随着社会的发展和科学技术的进步，人们完全突破了原来的思维模式。医学模式也发生了转变，从原来的纯"生物医学模式"转变为"社会-心理-生物医学模式"，使得西医学从传统的"治疗型模式"转变为"预防、保健、群体和主动参与模式"；另外，世界卫生组织对健康提出了全面而明确的定义："健康不仅是没有疾病和虚弱，而且是身体上、心理上和社会适应能力上三方面的完美状态。"从而使对健康的评价不仅基于医学和生物学的范畴，而且扩大到心理和社会学的领域。由此可见，一个人只有在身体和心理上保持健康的状态，并具有良好的社会适应能力，才算得上是真正的健康。随着人们的观念进一步更新，"亚健康"这个名词已经越来越流行，你有时感觉心慌、气短、浑身乏力，但心电图却显示正常；不时头痛、头晕，可血压和脑电图却没有什么问题，这时你很可能已经处于"亚健康"状态。

　　据中国国际亚健康学术成果研讨会公布的数据：我国人口15%属于健康，15%属于非健康，70%属于亚健康，亚健康人数超过9亿。中国保健科技学会国际传统医药保健研究会对全国16个省、直辖市辖区内各百万人口以上的城市调查发现，平均亚健康率是64%，其中北京是75.31%，上海是73.49%，广东是73.41%，经济发达地区的亚健康率明显高于其他地区。面对亚健康状态，一般西医的建议都是以改善生活方式或工作环境为主，如合理膳食、均衡营养以达到缓解症状的目的，但是需要的时间比较长，且依赖个人的自律。而中医的特色在于可以不依赖西方医学的检测，只根据症状来调整。它的理念是"整体观念，辨证论治"，随着被治疗者的年龄、性别、症状等的不同，调理和干预的方法也各不相同。中医更强调把人当作一个整体，而不是"头痛医头，脚痛医脚"。因为亚健康状态本身就是一种整体功能失调的表现，所以中医有其独到之处。中医理论认为，健康的状态就是"阴平阳秘，精神乃治"，早在《内经》中就有"不治已病治未病"的论述，因此调整阴阳平衡是让人摆脱亚健康状态的总体大法。

社会需求是任何学科和产业发展的第一推动力，因此，近几年来亚健康研究机构和相关服务机构应运而生，蓬勃发展。但由于亚健康学科总体发展水平还处于起步阶段，目前的客观现状还是亚健康服务水平整体低下，亚健康服务手段缺乏规范，亚健康服务管理总体混乱，亚健康专业人才严重匮乏，尤其是亚健康专业人才的数量匮乏和质量低下已成为制约亚健康事业发展的瓶颈。突出中医特色，科学构建亚健康学科体系，加强亚健康专业人才的培养，是促进亚健康事业发展的一项重要工作。由此，我们在得到国家中医药管理局的专题立项后，在中和亚健康服务中心和中国中医药出版社的支持下，以中华中医药学会亚健康分会、湖南中医药大学为主，组织百余名专家、学者致力于亚健康学学科体系构建的研究，并着手编纂亚健康专业系列教材，以便于亚健康人才的培养。该套教材围绕亚健康的中心主题，以中医学为主要理论基础，结合现代亚健康检测技术和干预手段设置课程，以构筑亚健康师所必备的基础知识与能力为主要目的，重在提升亚健康师的服务水平，侧重培训教材的基础性、实用性和全面性。读者对象主要为亚健康师学员和教师；从事公共健康的专业咨询管理人员；健康诊所经营管理人员；从事医疗、护理及保健工作人员；从事保健产品的生产及销售工作人员；从事公共健康教学、食品教学的研究与宣教人员；大专院校学生及相关人员；有志于亚健康事业的相关人员。

亚健康专业系列教材第一批包括10门课程，具体为：

（1）《亚健康学基础》，为亚健康学科体系的主干内容之一。系统介绍健康与亚健康的概念、亚健康概念的形成和发展、亚健康的范畴、亚健康的流行病学调查、未病学与亚健康、亚健康的中医辨证、中医保健养生的基本知识、亚健康的检测与评估、健康管理与亚健康、亚健康的综合干预、亚健康的研究展望等亚健康相关基础理论。

（2）《亚健康临床指南》，为亚健康学科体系的主干内容之一。针对亚健康人群常见症状、各种证候群和某些疾病倾向，介绍相对完善的干预方案，包括中药调理、饮食调理、针灸调理、推拿按摩、运动调理、心理调理、音乐调理等。

（3）《亚健康诊疗技能》，为亚健康学科体系的主干内容之一。介绍临床实用的亚健康诊疗技能，如各种中医常见诊断方法、常用心理咨询的一般理论与方法技巧、各种检测仪器与干预设备、针灸、火罐、水疗、推拿按摩、刮痧、整脊疗法、气功等。

（4）《中医学基础》，为亚健康学科体系的辅修内容之一。系统介绍中医的阴阳学说、五行学说、气血津液学说、脏象学说、病因病机学说、体质学说、经络学说、治则与治法、预防和养生学说、诊法、辨证等中医基础理论。

（5）《中医方药学》，为亚健康学科体系的辅修内容之一。着重介绍与亚健康干预关系密切的常用中药和常用方剂的功效、主治、适应证及注意事项等。

（6）《中医药膳与食疗》，为亚健康学科体系的辅修内容之一。以中医药膳学为基础，重点介绍常见亚健康状态人群宜用的药膳或食疗方法及禁忌事项。

（7）《保健品与亚健康》，为亚健康学科体系的辅修内容之一。介绍亚健康保健品的研发思路及目前市场常用的与亚健康相关的保健品。

（8）《足疗与亚健康》，为亚健康学科体系的辅修内容之一。着重介绍亚健康足疗的基本概念、机理、穴位、操作手法及适应的亚健康状况。

（9）《亚健康产品营销》，为亚健康学科体系的辅修内容之一。介绍一般的营销学原理、方法与语言沟通技巧，在此基础上详细介绍亚健康产品营销技巧。

（10）《亚健康管理》，为亚健康学科体系的辅修内容之一。包括国家的政策法规，亚健康服务机构的行政管理，亚健康服务的健康档案管理等。

在第一批10本教材编写基本完成的基础上，编委会陆续启动了第二批教材的编写，内容主要涉及应用方面。第二批教材计划包括《亚健康刮痧调理》《亚健康经络调理》《亚健康芳香调理》《亚健康音乐调理》《少儿亚健康推拿调理》《亚健康整脊调理》《亚健康中医体质辨识与调理》等。

在亚健康学学科体系构建的研究和亚健康专业系列教材的编纂过程中，得到了王永炎院士的悉心指导，在此表示衷心感谢！由于亚健康学科体系的研究与教材的编写是一项全新而且涉及多学科知识的艰难工作，加上我们的水平与知识所限，时间匆促，其中定有不如人意之处，好在任何事情均有从无到有，从不成熟、不完善到逐渐成熟和完善的过程，真诚希望各位专家、读者多提宝贵意见，权当"射矢之的"，以便第二版修订时不断进步。

何清湖
2009 年 9 月于湖南中医药大学

《亚健康中医体质辨识与调理》编委会

编写说明

　　健康是人类追求的永恒主题。当今社会，随着科学技术进步、生产力发展和生活水平的提高，人们更加重视提升生存质量和生命价值，更加重视维护健康、促进健康，更加重视发挥智力和体力潜能，向往一种躯体、精神和社会适应能力的完美状态，在更高层次上演绎绚丽多彩的人生。然而，与人们美好愿望相违背的客观现实是，按照 WHO 的标准衡量，在全球范围内，真正健康的人群仅约占5%，患病人群约占20%，而约75%的人群都处于亚健康状态。

　　亚健康这种低质状态直接表现为活力降低、功能和适应性减退，它犹如生命节律中的"钟摆"、道路交通中的"黄灯"和足球场上的"黄牌"，警示着人体出现危险信号，困扰着人们的日常生活，威胁着大众的身心健康，干预亚健康已成为当代的重大课题，医学界和全社会都给予极大关注。那么，应对亚健康的解决之道和根本出路在哪里呢？

　　令人欣慰的是，经过30多年的发展，中医体质学的理念、方法和技术越来越走向成熟，已经形成了系统的理论，进行了广泛的实践，积累了成功的经验，为探索解决亚健康问题开辟了新途径。中医体质学认为，体质是人体生命过程中，在先天禀赋和后天获得的基础上所形成的形态结构、生理功能和心理状态方面综合的、相对稳定的固有特质，是人类在生长、发育过程中所形成的与自然、社会环境相适应的人体特征。它表现为结构、功能、代谢以及对外界刺激反应等方面的个体差异性、群类趋同性、相对稳定性和动态可变性等特点。这种体质特点或隐或现地体现于健康和疾病过程之中。体质与发病、诊断、治疗、病证转归以及预防无不密切相关。由此可见，中医体质学的研究指向是"人"，核心理念朝向健康，最能体现"以人为本"和"因人制宜"的原则。在"体质"与"亚健康"之间有着割不断的"亲缘"关系，能够开通研究解决问题的"直通车"，譬如：偏颇体质能够揭示其与亚健康状态的内在关联性，体质可分、体病相关的理论能为正确认识和动态把握亚健康状态提供依据，体质的可变性与可调性又使干预亚健康成为可能。所有这一切昭示着中医体质学对于防治亚健康、提高人口的健康素质能够发挥重要的作用。

　　本书将中医体质学的理念与手段引入防治亚健康的具体实践，从理论基础到实际应用进行了系统阐述。全书分为上、下两篇，上篇是基础篇，重在告诉大家中医体质学的基本知识，以及中医体质学为什么能够应用到亚健康防治当中，主要介绍中医体质学概论、中医体质生理、中医体质分类方法、亚健康与中医体质相关问题；下篇是应用篇，重在告诉大家如何通过体质辨识了解亚健康，以及如何通过体质调理干预亚健康，主要介绍亚健康与中医体质辨识、亚健康的中医体质调理、体质调护与亚健康预防等内容。

　　本书的编写宗旨是追踪前沿、着眼普及、深入浅出、注重实用。编者的良好愿望是力图将一些关键科学问题做出相对通俗的解答，对一些关键技术和操作手段给出清晰明了的阐释，以适应专业教学和培训的需要，并且能够提供给社会大众阅读。这一目标能否实现，尚有待于读者评判。此外，由于时间仓促，加之编者水平有限，书中不足之处在所难免，敬祈广大读者鉴谅。

编者

2012 年 4 月

目 录
CONTENTS

上篇 基础篇

下篇 应用篇

上 篇
基础篇

第一章 中医体质学概论

　　体质现象是人类生命活动的一种重要表现形式，与健康和疾病密切相关。自古代开始研究人类的健康和疾病以来，人类的体质现象就作为重要命题存在了，但两千多年来未能形成专门的学术体系。当今倡导健康医学的朝向，正从以"病"为中心转向以"人"为中心的发展趋势。有关人类个体差异及不同时代人的体质状态是生命科学及"人口与健康"的前沿科学问题。

　　中医学历来强调治病"因人制宜"，认为人生来就"有刚有柔，有弱有强，有短有长，有阴有阳"。这些理论实质上反映的是人的体质因素在疾病发生、变化和治疗过程中所起到的重要作用。

　　从诊断学角度看，许多疾病的发展具有复杂性、多变性。尽管随着科技的飞速发展出现了很多先进的诊断仪器，但其对相当一部分疾病的诊断缺乏特异性，而且在疾病尚处于功能改变而未演变成器质性病变时，这些仪器便难以策应。倘若我们抓住了患病个体这个疾病的"活性载体"，进一步强化体质与疾病关系的认识，便可以从纷繁复杂的疾病表象中开辟新的视角并获得新的认知。

　　从治疗学角度看，人们早就发现，相同剂量的同种药物对同一疾病的不同患者往往有着不同的疗效，所发生的不良反应也可能明显有异。这是正常的生物学现象，是人体与药物相互作用造成的，称为个体对药物的特应性。同一种药物之所以会在不同个体产生不同的疗效和反应，是因为不同个体对该药物的吸收、代谢、排出速度及反应性等存在着差异，这种差异无疑会受到环境因素如食物和其他药物的影响，同时也受年龄、性别、营养状况、机体所患疾病及给药方法的影响，但从根本上讲是由个体的遗传基础决定的。研究药物反应与药物代谢的遗传基础，对于临床上合理用药、减少药物不良反应、降低毒性、提高药效等，有着重要的意义。

对于偏颇体质类型的研究，能够揭示亚健康状态与疾病发展的内在本质特征，能为从改善体质入手纠正患病个体的偏颇状态提供前提条件。现代临床已初步证实了体质可调性的设想。这一设想的实现，使人类从调整体质入手来控制疾病成为可能，顺应了医学发展重视以"人"为中心的趋势，即重视人体自身的"自愈"能力。同时，医学上各种疑难病症多与个体体质有关，从调整体质入手将为征服疑难病症提供新的途径。在某些方面，治"病"已陷入被动，而治"人"才为主动。如过敏反应的发生与过敏体质有关，现在人类致敏原已达两千余种，防不胜防。所以，防治过敏性疾病的关键并不是阻挡过敏原进入人体，而应通过积极改善、纠正过敏体质，从根本上消除过敏性疾病对人体的危害。

从预防角度看，体质理论也有十分重要的意义。"体病相关"即从研究人群偏颇体质入手，筛查与偏颇体质相关疾病的高危人群并进行防治，将个体养生预防提高到群体预防水平，中医体质学为实现这一目标提供了理论与实践基础。所以，以人体体质为切入点的研究，可以揭示生命与健康的本质问题，是中医基础理论研究优先发展的领域。

第一节　中医体质学的概念与范畴

中医体质学作为独立的医学理论体系，概念与范畴的确立是其最基本的条件，即必须阐明体质及其相关的概念，明确中医体质学研究与应用的领域。

一、中医体质的概念

所谓体质，有身体素质、形体质量、个体特质等多种含义。体，指身体、形体、个体；质，指素质、质量、性质。中医体质是指人体生命过程中，在先天禀赋和后天获得的基础上所形成的形态结构、生理功能和心理状态方面综合的、相对稳定的固有特质；是人类在生长、发育过程中所形成的与自然、社会环境相适应的人体个性特征；表现为结构、功能、代谢以及对外界刺激反应等方面的个体差异性，对某些病因和疾病的易感性，以及疾病传变转归中的某种倾向性。它具有个体差异性、群类趋同性、相对稳定性和动态可变性等特点。这种体质特点或隐或现地体现于健康和疾病过程之中。

中医学的体质概念，强调人体体质的形成因素有先天禀赋和后天获得两个方面。先天因素是人体体质形成的重要基础，而体质的转化与差异性在很大程度上还取决于后天因素的影响，反映了机体内外环境相统一的整体观念，说明个体体质也是在后天生长、发育过程中与外界环境相适应而逐步形成的个性特征，即人与社会的统一、人与自然的统一。可以看出，中医学的体质概念充分体现了"形神合一"的生命观和"天人合一"的整体观，与其他学科的体质概念有所不同。

二、体质与素质、气质、性格

由于人的体质形成过程中包含着形、神两方面的内容，因此体质的内涵与素质、气质、性格等问题既有区别又有联系。

（一）素质

在现代生理学概念中，素质包括身体素质和心理素质两个方面。身体素质是指人体的各种基本活动能力，是人体各器官系统的功能在生命活动或形体运动中的反映。人体功能在形体运动中反映出来的力量、速度、耐久力、灵敏性、柔韧性、协调性和平衡性等能力统称为身体素质。心理素质概括了人体心理上的本质特征，是人在心理活动中表现出来的智力、情感行为、感知觉、态度、个性、性格、意志等现象。身体素质和心理素质密切相关，身体素质是心理素质的基础，心理素质在长期的显现中又影响着身体素质。在中医体质学中，体质是特定身体素质和相关心理素质的综合。

（二）气质

在古代中医文献中，气质往往与体质混称。中医学中的"气质"也是中国传统文化的固有术语，它源于中国古代哲学的"气一元论"思想。"人由气生，形以气充"，"人生气禀不齐"，所以人的品行、道德也各不相同。气质，又称为气禀、气性、禀性等。故中医学所说的气质，指个体出生后，随着身体的发育、生理的成熟发展起来的人格心理特征，包括性格、态度、智慧等，较之现代心理学中所说的"气质"，有更丰富的内涵。

(三) 性格

在现代心理学概念中，性格是指一个人在现实中习惯化了的稳定态度和行为方式中所表现出来的个性心理特征，如骄傲、谦虚、勤劳、懒惰、勇敢、怯懦等，是人格组成的最核心、最本质的心理成分，是个性心理特征的重要组成部分。性格是一个人的遗传、生长发育、环境影响、学习教育、自我锻炼等多种先、后天因素相互作用的结果。

气质和性格都具有其相应的生理学基础。体质与气质、性格分别是生理与心理两方面不同的概念，如同物质与运动、物质与精神的关系一样，既有区别，又相互联系，相互作用。中医学多从体质与气质或性格的关系中去探讨体质问题。因此，中医体质学所说的体质和气质、性格与西方体质学和心理学所说的体质和气质或性格，其含义不尽相同。

三、体质与证候

(一) 体质与证候的联系

中医体质类型是对个体在未病、亚健康或疾病状态下所表现的阴阳、气血、津液状态的描述，中医证候类型是对人体疾病状态下脏腑、气血、阴阳盛衰情况及病因、病位等方面的概括。证与个体的体质特征、病邪性质、受邪轻重、病邪部位等因素密切相关，但起决定作用的是个体的体质特征。证常随体质而转移。一方面，体质的偏颇是疾病发生的内因，特殊体质的疾病源于特定的体质基础。例如，特禀质可以直接导致某些遗传性或过敏性疾病。另一方面，体质是决定疾病发展过程及证候类型演变的重要因素。例如，阳虚质、痰湿质易感受寒湿之邪而形成寒湿证，阴虚质易感受温热之邪而形成热证，气郁质易伤于七情而形成气郁证。因此，体质是"同病异治"和"异病同治"的物质基础。

1. 体质影响证候的性质

由于每个人脏腑有气血阴阳多少和强弱不同，机体对病邪的反应也就不同，所以病邪侵袭人体后，随其体质阴阳变化不同而发病，可出现虚、实、寒、热等不同证型。

从体质学角度来说，证候实际上是致病因子作用于人体体质以后形成的临床类型。一方面，不同的病因作用于相同类型的体质，可以出现相同的证候。例如，温热、燥热邪气作用于阴虚体质，可以出现热证；而寒邪作用于阴虚体质，也可以转化为热证。另一方面，相同致病因子作用于不同类型的体质可以出现不同的证候。张仲景在《伤寒杂病论》中常以"阳气重"、"阳虚"、"阴虚"、"强人"、"羸人"、"本有寒分"等来描述患者的体质状况和阴阳偏性，对体质属性，总是概括为阴、阳两大类，即"病有发热恶寒者，发于阳，无热恶寒者，发于阴也"。

《素问·通评虚实论》曰："邪气盛则实，精气夺则虚。"证的虚实与个体体质的强弱关系密切，而正气充足与否反映了个体的体质状况。正气盛，体质强，御邪有力，则多表现为实证；正气虚，体质弱，御邪无力，则多表现为虚证。邪气侵入机体后的传变、转归，其证之虚实也多取决于正气和邪气的力量对比。

在某些疾病的危重阶段，出现真假错杂之证，掌握了患者的体质属性则可及时准确地抓住疾病的本质。《医宗必读·疑似之症须辨论》指出："至实有羸状"，"至虚有盛候"，就是说素体壮实之人有时出现一些貌似虚弱的症状，而素体虚弱之人有时出现一些貌似盛实的症状，据此抓住其本而采取相应泻实、补虚治疗之法，就不会被其表面之假象所惑。外邪侵袭机体，表现为虚证、实证，或出现虚、实证候之转化，亦多取决于体质。如感冒，若其人年老或素体虚弱，抗病力差，感受外邪则多表现为虚证或虚实夹杂证，而体质壮实者外邪侵入后多表现为实证。《景岳全书·杂证谟·伤风》指出："伤风之病，本由外感。但邪甚而深者，遍传经络即为伤寒；邪轻而浅者，止犯皮毛，即为伤风。"这种伤风与伤寒的不同证候亦是由于患者体质差异所致。此时，掌握患者的体质差异对于疾病的诊断、治疗具有决定性意义。

2. 体质影响证候的从化

即使感受同一致病因素，由于体质的不同，病邪随体质从化，可表现出不同证候。《伤寒论》中所谓太阳伤寒与中风、少阴寒化与热化，其实质都是体质从化的结果。相反，即使感受不同的致病因子，由于体质的相同，也会表现出相同的证候。如有些湿热体质之人，不论春夏秋冬、感寒感热，多表现为湿热证。

从化的一般规律是素体阴虚者受邪后多从热化，素体阳虚者受邪后多从寒化，从而证明体质是"同病异治、异病同治"的物质基础。《医宗金鉴·订正伤寒论注》有云："六气之邪，感人虽同，人受之而生病各异者，何也？盖以人之形有厚薄，气有盛衰，脏有寒热，所受之邪，每从其人之脏气而化，故生病各异也，是以或从虚化，或从实化，或从寒化，或从热化，譬诸水火，水盛则火灭，火盛则水耗。物盛从化，理固然也。"故临床当辨因人因证之别，人者为本，证者为标，证随人见。

3. 体质影响证候的转归

体质特性影响着证候的转归。人体受邪致病之后，证候病机的发展、变化、转归常随体质差异呈现不同态势。正如清代名医叶天士在《外感温热篇》中所说："且吾吴湿邪害人最广……在阳旺之躯，胃湿恒多，在阴盛之体，脾湿亦不少，然其化热则一。"说明了相同体质之人感受邪气时，可以有相同的病理机转。又如王孟英《温热经纬·薛生白湿热病篇》按语说："内湿素盛者，暑邪入之，易于留著，而成湿温病也。"再如气虚体质影响着气虚证的转归，气虚体质又往往与血虚、血瘀、痰湿体质相互兼夹，这就导致了气虚证的转归易出现血虚证、血瘀证、痰湿证。以上说明在疾病发展过程中，证候的传变和转归无不受体质的制约。

显然体质具有相对稳定性，但由于体质的形成受先、后天多种因素的影响和制约，也不是一成不变的。临床往往见到有些人久病、重病之后，原有体质发生了变化。说明证候在一定程度上也会影响体质，但这种变化有一定的规范和限度，不是任意改变的。

（二）体质与证候的区别

体质与证候是两个不同的认知模式。体质研究重视阐明个体差异的分类、遗传等问题，证候研究重视探究疾病的病因、病位、病性等问题。二者的区别主要体现在以下九个方面。

1. 界定前提

（1）体质是未病或已病状态下的整体生理特征：在非病状态下，人体存在着阴阳、气血、津液的盛衰变化，这种变化可以归纳为平和体质或偏颇体质。在患病过程中，体质、疾病、证候三者从不同的角度、不同的层面反映了疾病的本质、规律与特征，即体质为本，病证为标。《景岳全书·卷之四十四·烈集》中说："当识因人因证之辨。盖人者，本也；证者，标也。证随人见，成败所由。故当以因人为先，因证次之。若形气本实，则始终皆可治标；若形质原虚，则开手便当顾本。"因此，在未病或已病状态下，均存在体质现象。

（2）证候是疾病状态下的临床类型：中医证候是对内外因素（体质与病邪）互相作用而发病之后，正邪交争所形成的某一阶段表现及机体的反应状态等疾病现象的概括。在病与证的关系中，病是第一层次，证是第二层次。先立病，后分证，乃诊疗之次第；病为纲，证为目，乃病证之格局。朱肱《南阳活人书》说："因名识病，因病识证，如暗得明，胸中晓然，而处病不差矣。"现代已故名医赵锡武先生对病证关系说得更为具体："有病始有证，而证必附于病，若舍病谈证，则皮之不存，毛将焉附？"因此，证候是疾病状态下的临床类型。

2. 形成因素与特点

（1）体质形成：体质禀承于先天，得养于后天。先天禀赋包括种族、家族遗传，婚育、种子，以及养胎、护胎、胎教等，决定着群体或个体体质的相对稳定性和个体体质的特异性。后天各种因素如饮食营养、生活起居、精神情志，以及自然社会环境因素，疾病损害，药物治疗等，对体质的形成、发展和变化具有重要影响。因此，体质是个体在遗传的基础上，在内外环境的影响下，在生长发育的过程中形成的。其特点是形成缓慢，相对稳定。

（2）证候形成：形成证候的致病因素主要包括内因、外因、不内外因，即外感六淫、内伤七情、饮食劳倦、金创虫咬及疫毒等等。这些因素在刺激人体并达到致病强度时引起发病。需要指出的是，这些因素是否已经达到致病强度，除有些不可抵御的较强因素外，还要根据每个人不同的反应而定，而每个人对这些因素的反应程度的差别正是由体质差异而定。因此，证是病因作用于人体体质之后产生的一种反应形式。其特点是形成短暂，演变较快。

3. 时相特点

（1）体质的生命周期时相性：体质是一种按时相展开的，与机体发育同步的生命过程。在个体发育过程中，体质的发展经历了"稚阴稚阳"（幼年）、"气血渐充"（青年）、"阴阳充盛"（壮年）和"五脏衰弱"（老年）等不同的体质阶段，从而反映出个体体质发展的时相性或阶段性。其中每个阶段的体质特性也有相应的差异，这些不同的体质阶段依机体发育的程序相互连续，共同构成个体体质发展的全过程。《灵枢·天年》以十年为一个时间段来描述人生过程："人生十岁，五脏始定，血气已通，其气在下，故好走。二十岁，血气始盛，肌肉方长，故好趋。三十岁，五脏大定，肌肉坚固，血脉盛满，故好步。四十岁，五脏六腑十二经脉，皆大盛以平定，腠理始疏，荣华颓落，发颁斑白，平盛不摇，故好坐。五十岁，肝气始衰，肝叶始薄，胆汁始灭，目始不明。六十岁，心气始衰，苦忧悲，血气懈惰，故好卧。七十岁，脾气虚，皮肤枯。八十岁，肺气衰，魄离，故言善误。九十岁，肾气焦，四脏经脉空虚。百岁，五脏皆虚，神气皆去，形骸独居而终矣。"说明了不同人生阶段有不同的生理特征。

在体质的生命周期时相性中一个独特的内容是生命前期。中医体质学认为，体质差异、个体体质的形成在很大程度上是由遗传所决定的，如《易·系辞》说："天地氤氲，万物化醇；男女构精，万物化生。"《灵枢·天年》也指出："人之始生，何气筑为基？何立而为楯……以母为基，以父为楯。"不同个体的体质特征分别具有各自不同的遗传背景。这种由遗传背景所决定的体质差异，是维持个体体质特征相对稳定性的一个重要条件，此即"禀赋遗传论"原理，说明在生命前期已经为体质的差异打下了基础。

由于体质的形成和演变具有生命周期时相性的特点，因此表现出长期存在和相对稳定，变化速度较慢。

（2）证候的疾病传化时相性：证候的时相性体现为疾病的传化过程，即传变和转化。所谓传变，是指病变部位的更移，例如温病卫气营血传变。所谓转化，是指病变态势的转变，并由此导致证候的转化。例如虚证和实证之间转化，由实致虚，由虚转实等。从临床实际情况看，无论外感疾病或内伤杂病中，伤寒、温病及脏腑证候都有一定的传变和转化规律，因此证候的传化是普遍存在的。其传化除疾病固有规律作用外，尚与机体内外环境包括体质因素对病变的影响以及治疗措施是否及时、合理等有关。

由于证候的形成从发生、发展、变化到结束，其过程是伴随在疾病过程中的，表现为在明显的、特定的致病因子作用下短暂形成的临床表现。因此，证候的形成和演变相对于体质来说较快，同时不表现出生命前期及其他生命阶段的特征。

4. 表现特点

体质的表现特点是在机体未病的状态时即有体现，即体质的表现是在证候之先。证候的表现是在机体发病时的阶段性表现。

5. 信息表达

体质类型信息表达出一个人在生理、病理方面的某些表现特点，对致病因素的反应强度等。证候是致病因素作用于人体后所形成的一种病或一类病的某一阶段的一系列相关症状的概括，主要包括病因（如风、寒、湿）、病位（如表里上下）、病性（如寒与热）、邪正关系（如虚实盛衰等）及病理特点

（如脾胃虚寒）。

6. 涵盖范围

体质类型可包容多个证候，而证候不能包容多种体质。由于体质的稳定性及证候的错综复杂性和相互转化等特点，所以属于某一种体质类型的人在发病时，往往兼见几种证候。相反，某一证候在某一个人身体上发生后，这个人原本具有的某一种体质在证候的发展变化中是很难发生改变的。因此，一个病人的某一个证候阶段是很少见到两种以上体质类型的。

7. 指向目标

体质类型所指向的目标主要是"人"，将人作为研究的主体。而证候的指向目标是"病"，是疾病的某一阶段。

8. 诊察内容

辨体质主要是诊察形体禀赋、心理、地域及致病因素对人的影响，即人对这些因素的反应。以此分析某类人群脏腑阴阳气血的多少，对某类疾病的易罹性，分析某种体质患病后体质对疾病的影响，即疾病发展的倾向性、对药物的耐受性等。诊察证候是考虑脏腑气血阴阳盛衰的现状及与本次疾病的关联。在理论上考察体质是分析人在患病前和患病后的状态，考察证候是概括现阶段疾病对机体所造成的影响。在临床实践中，此二者互相关联、相互影响、密不可分。

9. 干预目的

改善体质的目的是治未病，改善证候的目的是治已病。在考察了解某体质类型的患病倾向性、病发后发展变化的趋向性之后，就能够有预见性地把握其生理病理与疾病变化的规律，就能够在未病之时改善体质、养生防病，有的放矢地预防疾病的发生。即使在疾病发生后，也能及时准确地阻断疾病的发展，如叶天士《外感温热篇》曰："其人肾水素亏，虽未及下焦……如甘寒之中加入咸寒，务在先安未受邪之地，恐其陷入易易耳"。临床实践中不仅需要治疗已病，还需要治疗未病，因此辨体结合辨证才会越来越受重视。

总之，体质与证候既有联系，也有区别。从体质角度看问题可以把握复杂事物的共性，执简驭繁，即不同的人、不同的病，体质相同，则证候可能相同；而从证候角度看问题则能从相同的现象中把握特性，即同样的人、同样的病，体质不同（如壮年、老年），则证候可能不同。

四、中医体质学的概念与内涵

中医体质学是以中医理论为指导，研究人类各种体质特征，体质类型的生理、病理特点，并以此分析疾病的反应状态，病变的性质及发展趋向，从而指导疾病预防、治疗以及养生康复的一门学科。

"以人为本，因人制宜"，重视个体化诊疗是中医学的重要思想。中医体质学的基本内涵是以中医理论为基础，以人类体质为研究对象，以指导疾病防治和养生康复为研究目的，包含相关概念阐述，体质分类，疾病预防、诊断、治疗的相关性体质干预，以及现代体质研究方法等一系列重要内涵的学术体系。属于基础理论与临床应用、传统医学与现代相关学科紧密结合的新兴交叉学科。

第二节　中医体质学基本原理

任何科学研究活动都是基于两层因素的集成，即理论背景和经验基础。体质研究的经验基础是对人群中个体差异性的观察与总结，而理论背景则是人们对这种个体差异性的基本看法。开展中医体质研究，必须探明中医体质学说的基本原理。在中医体质研究过程中，首先明确的基本原理是生命过程论、形神构成论、环境制约论、禀赋遗传论，由此构筑了中医体质理论体系的坚固基石。近年来，在国家重点基础研究发展计划（"973"）项目"基于因人制宜思想的中医体质理论基础研究"中，王琦又提出"体质为本，形神构成，体病相关，可分可调"假说，并从中凝炼出三个关键科学问题，概括为体质可分论、体病相关论和体质可调论。至此，中医体质研究的基本要素体系已经形成。

一、生命过程论

体质是一种按时相展开的生命过程。中医体质学认为，体质是一个随着个体发育和发展的不同阶段而不断演变的生命过程。在个体生命进程中，体质的发展经历了"稚阴稚阳"（幼年）、"气血渐充"（青年）、"阴阳充盛"（壮年）和"五脏衰弱"（老年）等不同的体质阶段，从而反映出个体体质发展的时相性或阶段性。《灵枢·天年》曾对个体体质的演变作了详细论述，在个体体质发展的不同阶段中，论述较多的是小儿体质和老年体质。

关于小儿体质的特征，宋代钱乙《小儿药证直诀·变蒸》指出：小儿"五脏六腑，成而未全"，《小儿药证直诀·原序》亦指出：小儿"脏腑柔弱，易虚易实，易寒易热"。清代吴鞠通认为"小儿稚阳未充，稚阴未长者也"。由于小儿体质具有这一特性，使得小儿在发病和病变趋势上都表现出不同的特点。在临床上，小儿外感诸证既容易从阳化热，化火生风，迅即出现高热、惊厥等症，又常常引起阴竭阳脱，出现虚脱的证候。

关于老年体质的特征，《素问·上古天真论》认为：人年老以后，由于肾阴肾阳虚衰，逐渐出现一些衰老的征象。男子六八，面容逐渐憔悴，鬓发开始发白；七八，脏腑功能衰退，筋脉活动不灵；八八，牙齿头发脱落，筋骨懈惰，身重乏力，生殖机能退化。女子到七七以后则生殖机能减退，直到月经绝止，形体虚弱而无生殖能力。《灵枢·天年》也指出："五十岁，肝气始衰，肝叶始薄，胆汁始灭，目始不明；六十岁，心气始衰，苦忧悲，血气懈惰，故好卧；七十岁，脾气虚，皮肤枯；八十岁，肺气虚，魄离，故言善误；九十岁，肾气焦，四脏经脉空虚；百岁，五脏皆虚，神气皆去，形骸独居而终矣。"由此可见，老年体质的基本特点就是五脏俱虚，尤其是肾阴肾阳的虚衰。据此，中医在治疗上有所谓"老年慎泻，少年慎补"的说法。

以上说明，个体在其自身的发育和发展过程中要经历不同的体质阶段。因此，同一个体由于其发育及发展水平和程度的变化，将表现出不同的体质特性。

此外，不同的个体之间，由于先天禀赋的差异，其体质发展的过程也不相同。比如，不同性别的人其体质的特性和发展的过程就有一定的差异。《素问·上古天真论》曾分别以七、八为基数论述了男女体质发展过程的不同规律。后世医家则将男、女体质的差异概括为"女子以肝为先天"、"男子以肾为先天"。由于女性体质的特殊性，对妇科疾病中医多注重从肝论治，以调肝补血为要。再如，某些先天性的生理缺陷和特异性体质也可影响个体体质发展的过程。小儿的"五迟"、"五软"、解颅、鸡胸等大多由于先天禀赋不足而影响了个体的发育，以致其体质的发展过程也异于常人。像漆过敏及某些哮喘、癫狂病的发生则与某些遗传性特禀体质有关。

总之，"生命过程论"的基本观点是：①体质是一种按时相展开的，与机体发育与发展同步的生命过程。②体质发展的过程表现为若干阶段，幼年

（稚阴稚阳）→青年（气血渐盛）→壮年（气血充盛）→老年（五脏气衰）。其中每个阶段的体质特性也有相应的差异，这些不同的体质阶段依机体发育与发展的程序相互连续，共同构成个体体质发展的全过程。③不同个体的体质发展过程，由于先天禀赋的不同而表现出个体间的差异性，其中影响较大的因素是性别差异、某些生理缺陷与遗传性特禀体质。

二、形神构成论

体质是特定躯体素质与一定心理素质的综合体。形神构成论是中医"形神统一"观在中医体质学说中的具体体现，其基本内涵是：①体质是由特定躯体素质（包括形态和功能两个方面）与相关心理素质的综合体；②构成体质的躯体素质和心理素质之间的联系是稳定性与变异性的统一；③体质分型或人群个体差异性的研究应当注意到躯体－心理的相关性。

《灵枢·阴阳二十五人》中体质分型的方法充分体现了"形神构成论"的思想。任何一种体质都是由躯体因素和心理因素两方面构成的。例如，木型体质由下列几方面因素构成：

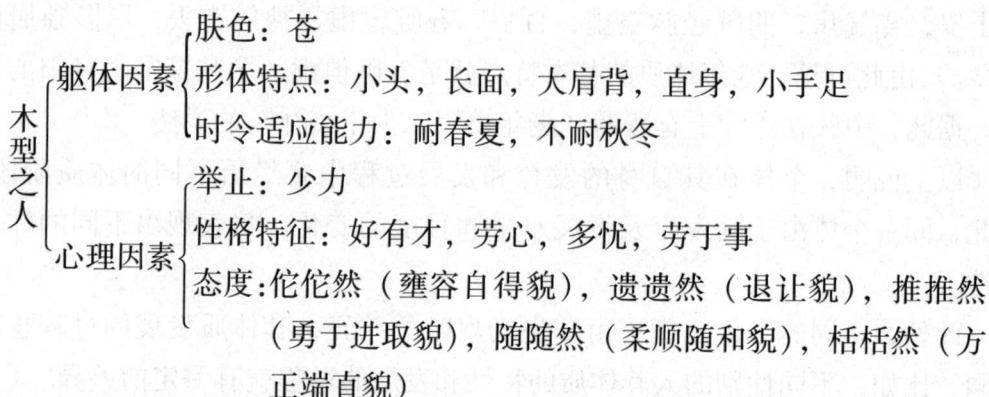

木型之人
躯体因素
　　肤色：苍
　　形体特点：小头，长面，大肩背，直身，小手足
　　时令适应能力：耐春夏，不耐秋冬
心理因素
　　举止：少力
　　性格特征：好有才，劳心，多忧，劳于事
　　态度：佗佗然（雍容自得貌），遗遗然（退让貌），推推然（勇于进取貌），随随然（柔顺随和貌），栝栝然（方正端直貌）

其他各型体质也依此例表述。因此，我们认为中医所研究的体质是特定躯体素质与相关心理素质的综合体，对于个体体质的构成因素中躯体素质与心理素质到底是什么关系，《灵枢·阴阳二十五人》给予了很独特的回答。

首先，中医认为躯体素质与心理素质之间的联系具有相对的特异性，也就是说，某种特定的躯体素质总是表现为某种特定的心理倾向。例如，具有"圆面、大头、美肩背、大腹、美股胫、小手足、多肉、上下相称"等躯体素质的土型之人，多表现为"安心、好利人、不喜权势、善俯人"等心理素质。

其次，人的心理特征不仅与躯体素质有关，而且与不同个体的生活经历和其所处的社会文化环境有着密切的联系，因此，同种躯体素质可以表现为不同的心理特征，这就是体质构成因素中躯体素质与心理素质之间相互联系的变异性。所以，在《灵枢·阴阳二十五人》中，每一种躯体素质与五种不同的心理倾向相关联，木、火、土、金、水五种类型的躯体素质共有 25 种心理类型，故称"二十五人"。

总之，中医体质学认为，体质包括了躯体和心理两方面的因素，两者都是在先天禀赋的基础上，与后天各种因素相互作用而逐渐形成的，因此，在体质构成因素中，躯体素质与心理素质之间存在着相对稳定的特异性联系。同时，由于人们生活经历和社会文化环境的差异，躯体素质和心理素质的形成与变化又存在着一定的不一致性，从而表现出躯体素质与心理素质之间关系的变异性。《灵枢·阴阳二十五人》中对体质类型的划分方法较好地体现了"形神统一"的思想，是中医体质学说的一个突出特色。

三、环境制约论

环境对体质的形成与发展始终起着重要的制约作用。在个体体质的发展过程中，生活条件、饮食构成、地理环境、季节变化以及社会文化因素都可产生一定的制约性影响，有时甚至可起到决定性的作用。

1. 生活条件及饮食构成对体质的影响

一般情况下，生活条件优越的人多居住在高房广厦之中，体力劳动较少，因而体质虚弱，腠理疏松，易患各种外感性疾病；同时，由于其饮食多膏粱厚味、油腻腥膻，又易积湿生痰而成痰湿或湿热型体质。因而此类病人要在治疗主症的同时，配合化痰祛湿或清化湿热的药物，以照顾其体质的特性。生活条件比较艰苦的人多居住在陋巷茅茨，体力劳动较多，因而体质强壮，腠理紧密，不易患外感性疾病；由于其饮食粗粝，饥饱不时，故其人多损及脾胃而致元气虚弱。在治疗这类病人时，也要考虑到其体质的这个特点。值得指出的是，随着社会的进步和人们生活水平的提高，当代人类的体质也发生了相应的变化，并在此基础上产生了肥胖症、糖尿病、冠心病、高血压病等"文明病"、"富贵病"。因此，进一步研究现代生活条件和饮食构成的变化对当代人类体质的影响，将对上述疾病的防治和人类保健起到重要的作用。

2. 地理环境对体质的影响

《素问·异法方宜论》记载：东方之人，海滨傍水，食鱼而嗜咸，肤色较黑；西方之人，陵居而多风，水土刚强，以油脂类食品为主要食物；北方之人，多依山陵而居，常处于风寒凛冽的环境中，喜游牧和野外住宿，食牛羊乳汁；南方之人，地处低下，水土弱，多雾露，喜酸及肉类食物，肤色红润；中原一带的人，地处平原而多温，杂食五谷，不爱运动。这段记载说明，由于地理环境的不同，人们受着不同的水土条件、气候类型、饮食构成、居住条件、生活方式的影响，从而在生理上形成了不同的生态型体质。孙思邈在《备急千金要方·论治病略例第三》中指出："凡用药皆随土地所宜，江南岭表，其地暑湿，其人肌肤薄脆，腠理开疏，用药轻省；关中河北，土地刚燥，其人皮肤坚硬，腠理闭塞，用药重复。"从现代医学地理学的角度看，地球在自身漫长的演化过程中，逐渐形成了地壳元素分布的不均匀性。由于人类及生物体内的元素丰度曲线与地壳元素丰度曲线是一致的，因此，地壳元素分布的不均匀性便在一定程度上控制和影响了全球各地区人类和生物生态的明显地区性差异，而且在一些地区还导致了许多地方性疾病和某些疾病的高发现象。所以，地壳元素分布的不均匀性可能是形成各种生态型体质的重要原因。

此外，季节变迁或宗教、民俗等社会文化因素对人类体质的形成和发展也有着明显的影响。

四、禀赋遗传论

禀赋遗传是决定体质形成和发展的主要内在因素，体质差异、个体体质的形成在很大程度上是由遗传所决定的，不同个体的体质特征分别具有各自不同的遗传背景，这种由遗传背景所决定的体质差异，是维持个体体质特征相对稳定性的一个重要条件。

中医体质学认为，先天禀赋的不同决定了体质差异的存在。如《灵枢·寿夭刚柔》曰："人之生也，有刚有柔，有弱有强，有短有长，有阴有阳"，即说明了人类的这种体质差异与遗传差异的关系。汉代王充曾指出："夫禀赋渥则其体强，禀赋薄则其体弱"（《论衡》）。先天禀赋的差异除了导致个体在形态结构方面的"长、短、肥、瘦、大、小"差异和功能方面的强弱差异外，更重要的是表现在个体阴阳气血质与量的差异上，而先天禀赋对体质差异影响的作用方式是通过气血阴阳的差异表现出来的，因此，体质差异的本质即在于这种由禀赋所决定的体内阴阳气血多少的不同。如《内经》对各类体质的论述，不同体质的差异无不表现在阴阳气血方面。"人生有形，不离阴阳"，"人之所有者，血与气耳"。因此，形成不同体质差异特征的一个重要方面（内在因素）就是由于这种先天气血方面的差异所决定的，而各种体质类型的差异特征，也无不是这种先天气血差异方面的反映和表现，即所谓"二十五种人之形，血气之所生"，如"其肥而泽者，血气有余；肥而不泽者，气有余，血不足；瘦而无泽者，气血俱不足"（《灵枢·阴阳二十五人》）。又如《灵枢·逆顺肥瘦》中对不同体质特征的论述，同样也反映了这种气血方面的差异，即：肥壮人气血充盈，瘦人血清气滑，肥瘦适中之人血气和调，婴儿则血少气弱。可以说，个体的气血差异是先天禀赋因素在体质差异方面的一个重要表现。在阴阳方面，若先天禀赋充足，则体质无偏，即属平和质；若先天禀赋不足，则视其不足的表现，导致各种不同的体质类型，或阴不足，或阳不足，或气血不足等，出现"素体阴虚"、"素体阳虚"或"素体气血俱不足"。这种先天禀赋差异的存在，成为各种体质形成和发展变化的一个重要内在因素，若禀赋阴不足者，一般多发展为"瘦长型"的"阴虚质"；禀赋阳不足者，则又成为"肥胖型"的"痰湿质"的潜在因素。因此，先天禀赋的差异是导致体质差异的重要内在条件。

五、体质可分论

人类体质可以客观分类。体质的形成与先、后天多种因素相关，遗传因素的多样性与后天因素的复杂性使个体体质存在明显的差异；而即使同一个体，在不同的生命阶段其体质特点也是动态可变的，所以体质具有明显的个体差异性，呈现其多态性特征。另一方面，处于同一社会背景，同一地方区域，或饮食起居方式比较相似的人群，其遗传背景和外界条件类同，使特定人群的体质形成群体生命现象的共同特征，从而又表现了群体趋同性。不同时代的人群也呈现不同体质的特点。

个体差异性与群体趋同性是辩证统一的，没有个体差异性就无"体"可辨；没有群体趋同性就无"类"可分，因此二者共同奠定了"体质可分论"的基础。

在认知方式上，中医体质分类具有文献依据、临床依据和相应的特定生物学基础。在既往研究中，通过传统文献对相关体质类型及其特征的记载，及近代医家对体质分类及其特征的表述，结合现代流行病学调查结果，可将体质分为 9 种基本类型。而根据性别、年龄、种族、环境等进行的男女、老幼、强弱、地域等体质区分则是体质的另一种分类形式。只有体质具有可分性这一假说成立，体质分类研究才有意义。

六、体病相关论

体质和疾病有明显的相关性，体质类型影响疾病的倾向性。不同体质特征的人在发病与转归上表现不同，阳虚体质易生寒证，病后易寒化；阴虚体质易生燥证，病后易燥化；湿热体质者易生热病，病后易化火热。小儿易外感，老人易亏损，都是因为不同体质对疾病发生与转归的影响。徐灵胎在《医学源流论·病同人异论》中指出："天下有同此一病，而治此则效，治彼则无效，且不惟无效，而反有大害者，何也？则以病同而人异也。"因为体质与疾病具有相关性，研究体质类型并认识体质现象，就可以对防病治病提供指导。

不同个体的体质特征分别具有各自不同的遗传背景和环境因素，它与许多特定疾病的发生与发展有密切关系。体质与疾病的相关性主要体现在五个方面：其一，体质状态反映正气强弱，决定发病与否。其二，体质影响发病倾向。即使感受同一邪气，因体质不同，则病证不同。如同为感受寒邪，偏阳性体质者多发风热表证；偏阴性体质者则多为风寒表证；因体虚而外感者则依据体虚性质不同而有气虚感冒、阴虚感冒、阳虚感冒等不同。如《素问·风论》说："风之伤人也，或为寒热，或为热中，或为寒中，或为疠风，或为偏枯，或为风也，其病各异。"其三，由于个体体质的差异性，导致对某些致病因子有着易感性，或对某些疾病有着易罹性，形成某些（类）疾病发生的背景或基础，如研究发现痰湿体质与高脂血症、原发性高血压、冠心病、糖尿病、脑卒中密切相关，慢性前列腺炎患者的体质类型以湿热质、气郁质多见。小儿脏腑娇嫩，体质未壮，易患泄泻、食积等病；年高之人精气多虚，体质转弱，易患痰饮、咳喘、眩晕、心悸、消渴；以及平常所说"肥人多中风"、"瘦人易痨嗽"等观点，都是这种相关性的反映。其四，体质状态也是预测疾病发展、转归、预后的重要依据。其五，不同地域人群的体质特点与一定的疾病谱相关。

七、体质可调论

通过干预可以调整体质偏颇。体质既具有稳定性，但同时又具有可变性，通过干预调整其偏颇，可以体现体质的可调性。体质可调是体质干预研究的前提，这在对生命现象的观察和历代医家的论述中已有体现，而运用化痰祛湿方干预痰湿体质的研究结果，使这一理论得到了进一步阐明。体质是疾病发生发展的深层次因素，只有明确体质具有可调性，才可以从根本上预防和治疗疾病。

体质的形成是先、后天因素长期共同作用的结果，既是相对稳定的，又是动态可变的，这就使体质的调节成为可能。在生理情况下，针对各种体质及早采取相应措施，纠正或改善某些体质的偏颇，可以减少对疾病的易感性，从而预防疾病或延缓发病。张介宾在《景岳全书·杂证谟·虚损》中论节欲之语颇有启迪："色欲过度者，多成劳损。盖人自有生以后，惟赖后天精气以为立命之本，故精强神亦强，神强必多寿；精虚气亦虚，气虚必多夭。其有先天所禀原不甚厚者，但知自珍，而培以后天，则无不获寿。设禀赋本薄，而且恣情纵欲，再伐后天，则必成虚损，此而伤生，咎将谁委？"实际上临证治病在某种程度上也就是为了改变患者的病理体质。

应用适宜的药食是调整体质的重要方法。合理利用药食的四气五味、升降浮沉等性能，可以有效地纠正体质的偏颇。由王琦等开发的具有益气固表、凉血消风、调节过敏体质功效的"过敏康"胶囊，经北京中医药大学与美国霍普金斯大学合作验证，表明该胶囊对过敏反应有很强的抑制作用，能明显抑制全身性及皮内速发性超敏反应，减轻血管渗透现象，降低血清抗原特异性 IgE 水平，阻碍血浆组胺和肥大细胞脱颗粒反应，减少血清特异性 IgG 抗体的生成，从而延缓过敏性疾病的发生。该药用于临床可显著改善患者的过敏体质，抑制过敏性疾病的发生。

调整生活习惯也有助于改善体质。针对不同的体质类型，可以对其进行相应的生活指导，通过建立良好的行为方式和生活习惯，使偏颇体质在潜移默化中得以改善。

第二章　中医体质生理

体质禀承于先天，得养于后天。先天禀赋包括种族、家族遗传，婚育、种子，以及养胎、护胎、胎教等，决定着群体或个体体质的相对稳定性和个体体质的特异性。后天各种因素如饮食营养、生活起居、精神情志，以及自然社会环境因素，疾病损害，药物治疗等，对体质的形成、发展和变化具有重要影响。因此，体质是个体在遗传的基础上，在内外环境的影响下，在生长发育的过程中形成的。

在不同的生理状态下，体质可呈现出不同的特征。个体的体质与生命过程同步，因性别而异，与个体的心理状态有关。并且体质差异决定了人体对自然环境、社会环境有不同的适应能力。先天禀赋决定了体质的遗传性与相对稳定性和多样性；因后天因素复杂多变，体质又具有可变性；在相同的时空背景下，特定人群的体质呈现趋同性；体质具有可调性，使调整体质、防病治病成为可能。

第一节　体质与形态结构

体质是在遗传性和获得性的基础上表现出来的人体形态结构、生理功能和心理因素的综合的、相对稳定的特征。形态结构一般是指人体的外部形态结构和内部形态结构的总称（包括五脏六腑、气血津液、筋骨皮毛、经络等）。个体的形态结构是构成体质的一个重要组织部分。体质是形态结构和机能的综合体。机体的各种各样生理功能以及对刺激的反应与机体的形态结构之间有着密切的关系，但这并不意味着它们之间具有等同的对等关系。机体的形态结构决定着机能反应遵循着某种形式，以及这种形式的反应的强度、频率等。有一定的形态结构，必然表现为一定的生理功能，如机体的运动能力则是各器官系统在体育活动中的客观反映。

形态结构是体质的外在表现，而机体的功能则是体质的内在动力。通过机体的动能活动的实施过程，又相应引起机体产生一系列形态结构等方面的变化。同一形体构造可有多种功能活动，但就个体之间来说，不同的形态结构特点决定着个体之间存在着差异，形态结构上的差异又决定机体功能活动、生理功能、对刺激的反应存在差异。

不同体质类型的人，其个体形态结构也不同。对此，我国古代医家早就有所认识。《灵枢·寿夭刚柔》中有"人之生也，有刚有柔，有弱有强，有短有长"。《灵枢·阴阳二十五人》运用阴阳五行学说，结合人体肤色、体型、禀性、神态及对自然的适应能力等方面的特征，将人分为木、火、土、金、水五种体质类型。如火形人，像南方地区之人，其体形多"广朋、锐面、小头、好肩背髀腹、小手足、行安地、疾心行摇、肩背肉满。"姚实林等以"湿胜则阳微"为线索，结合古代及现代医家的论述，初步归纳了阳虚质具有"体肥、面白"的形体特征。

第二节　体质与年龄

不同的年龄阶段，随着脏腑功能活动的盛衰变化，气血津液的新陈代谢，可表现出比较明显的体质差异。《灵枢·天年》以百岁为期，以 10 岁为一阶段，分 10 个阶段论述其各段的体质生理特点，如"人生十岁，五脏始定，血气已通，其气在下，故好走"，说明从出生到 10 岁是人体发育的开始，"生气"由下而升，以"好走"概括其生机勃发、活泼爱动的生理、心理特征。"二十岁，血气始盛，肌肉方长，故好趋"，说明人在 10~20 岁这个阶段生机旺盛，发育健全，以"好趋"概括其生理、心理盛壮、成熟的特点。

《素问·上古天真论》则分别以男子 8 岁、女子 7 岁为一阶段，分阶段论述其各段的体质生理特点，如"女子七岁，肾气盛，齿更发长"，说明女子在 7 岁左右时肾气开始充实，头发茂盛，乳牙开始更换。这一时期为生长发育的旺盛阶段，肌肉发育较快，智力进一步发展，生理功能趋向成熟。"（男子）二八，肾气盛，天癸至，精气溢泄，阴阳和，故能有子"，说明男子在 16 岁左右这个时期肾气充盛，天癸（是促进性发育和维持性功能的一种精微物质）

成熟，则精液满泄，具备生育能力。这一时期开始进入青春期，身体及性机能完全成熟，男子第二性征形成，开始出现遗精。

按年龄来分，人的体质通常可分为小儿期、青年期、中年期、更年期、老年期等几种体质。

一、小儿体质

小儿与青年人、老年人在形体特征、生理活动等方面有着显著的差异。古代医家在研究小儿发病规律、疾病种类、病情演变及证候表现时，十分重视对小儿体质特点的认识，概括起来有以下几个方面。

（一）纯阳之体

中医最早的儿科专著《颅囟经·卷上》首次提出"孩子三岁以下，呼为纯阳"的体质特点。此"纯阳"是指小儿的生命活力犹如初升之旭日，充满生机，揭示了小儿阳气生长迅速而旺盛的体质特征。如小儿身高、体重快速增加，各脏腑组织、气血津液及功能也日益完善，呈现出一种蓬勃积极向上的生机。另一方面，小儿脏腑组织的修复力较强，对药物的反应敏感，较成人易趋康复，这也是"纯阳"的意义所在。

纯阳还表现在小儿阳常有余、阴常不足。从临床上看，小儿无论外感、内伤或感染时疫之邪，都易从阳化热。正如《幼科要略·总论》所说："襁褓小儿，体属纯阳，所患热病最多。"《宣明论方·小儿门》也说："大概小儿病者纯阳，热多冷少也。"

西晋王叔和曾在《脉经》中提出"变蒸"的学说，阐释婴幼儿生长发育的特点。所谓变者，变其情智，发其聪明；蒸者，蒸其血脉，长其百骸。婴幼儿处于人一生中生长发育的旺盛阶段，其形体、神志都在不断变化，蒸蒸日上，故称变蒸。这一观点有助于理解小儿纯阳体质的含义。

（二）稚阴稚阳之体

小儿为"稚阴稚阳"之体，是指小儿机体阴阳均未充足成熟。"稚"是幼小、娇嫩、不成熟的意思；"阴"一般是指五脏六腑的形体结构、四肢百骸、筋肉骨骼、精、血、津液等有形物质；"阳"一般是指脏腑组织的各种生理功能活动。小儿像初生的嫩芽，从出生到长成一直处在不断生长发育的过程之中，年龄越小，生长发育的速度就越快，生机越旺盛。如周岁内的小儿在体重、身高、头围、胸围、出牙、囟门闭合等方面，每个月都会有很大的增长或变化。清·吴有性提出小儿是"稚阳未充"、"稚阴未长"（《温病条辨·解儿难》），用"稚阳"、"稚阴"来表明小儿时期无论是在属阳的各种生理活动方面，或是在属阴的形质方面，都是不成熟、不完善的，即所谓"脏腑娇嫩，形气未充"。正因为小儿这种体质特点，所以对疾病的抵抗力较差，加之冷暖不能自调，外易为六淫所侵，内易为饮食所伤，且发病急，传变快，易虚易实，易寒易热。

（三）五脏有余与不足

明代著名儿科医家万全曾指出，小儿五脏具有肝常有余、脾常不足、肾常亏虚、心火有余、肺脏娇嫩等特点，并强调不足有余并非虚实，主要是指"纯阳"、"稚阴稚阳"之体在五脏生理特性中的相对表现。如小儿处于不断生长发育的生理时期，对饮食营养的需求量日益增多，而尚不成熟完善的脾胃形质和功能常常难以适应，故小儿娇弱的五脏六腑中脾胃不足最为突出，应对小儿进行正确的喂养，对脾胃给予适当的调护。肺本为娇脏，外合皮毛，易被邪侵，常常引起感冒、咳嗽等病变。小儿感受外邪容易化热，热盛则神昏或动风抽搐等，这是心、肝常有余的体现。如果小儿先天不足、肾气亏虚，可出现"五迟"、"五软"等病症。

二、青年体质

青年时期气血渐盛，肾气旺盛，机体发育渐趋成熟，是人体生长发育的鼎盛时期。经过青春期的发育，身体及性机能完全成熟，尤其是身高与体重的相对稳定，标志着青春期的结束和成年的开始。正如《素问·上古天真论》所描述的："（女子）二七而天癸至，任脉通，太冲脉盛，月事以时下，故有子；三七，肾气平均，故真牙生而长极；四七，筋脉坚，发长极，身体盛壮"；"（男子）二八，肾气盛，天癸至，精气溢泻，阴阳和，故能有子；三八，肾气平均，筋骨劲强，故真牙生而长极；四八，筋骨隆盛，肌肉满壮"。《灵枢·天年》也说："二十岁，血气始盛，肌肉方长，故好趋。三十岁，五藏大定，肌肉坚固，血脉盛满，故好步。"以"好趋"、"好步"概括了青年时期肾气渐旺，发育渐趋成熟以至壮盛，表现出的生机蓬勃、肌肉丰满强劲、健壮善动之生理特征。

在此阶段，随着形体发育渐趋完善，脏腑功能健全，表现出人体体魄强壮，内脏坚实，气血充足，精力充沛，体健神旺，形成了基本稳定的体质类型。此时是体质最为强健的阶段，抵抗力强，不易感邪致病，即使生病也以实证为主，精气不衰，病轻易治，预后良好。

在心理特征及情感发展方面，青年初期的情绪体验强烈，两极性突出，欢快时兴高采烈，失意时垂头丧气；对于赞同的事，情感热烈而肯定，对于反对的事则情感冷淡而厌恶。这一时期由于性的觉醒，萌发对异性的爱恋，容易引起一些心理问题。到了青年后期，心理变化开始形成稳定的个性发展，心理发育基本成熟，表现为自我意识不断发展，性意识进一步强烈，自我接受能力增强，道德信念进一步确立，情感世界日益丰富等。

三、中年体质

《灵枢·天年》指出："四十岁，五藏六府十二经脉皆大盛以平定，腠理始疏，荣华颓落，发颇斑白，平盛不摇，故好坐。"这表明中年阶段人体的脏腑经脉功能都达到最佳状态。但也是在此阶段，人体体质出现转折征兆，脏腑气血由盛极而转向渐衰，肌表腠理开始疏松，面部光泽有所减退，头发出现斑白，行为表现特点为"好坐"等，反映出"生气"逐渐衰退的迹象。

中年时期由于生理上由盛转衰，逐渐出现阴阳气血失调，脏腑功能减退，形体趋向衰老。此时期抗病能力下降，加之人到中年承担的社会及家庭责任较大，容易发生劳倦过度、将息失宜、调理不当、起居不慎等情况，女性还有经、带、胎、产等因素的影响，常易招致病邪入侵。如有疾病损伤，消耗正气，或在青年时期机体发育不健全，健康状况不佳，则可加快机体的早衰和老化，甚至疾病缠身或英年早逝。现代医学也认为，人到中年时生理功能逐渐衰退，免疫功能降低，抗病能力下降，可出现内分泌紊乱、消化功能失常及性功能低下等各种病变。另外，中年是个多事之秋，由于家庭和工作上的负担重，人际关系繁杂，身心压力大，容易出现紧张、抑郁、焦虑不安等情绪。近年来对中国部分地区知识分子体质状况的调查研究表明，除了自然生理衰退原因外，工作和生活压力大，生活方式不科学，缺乏必要的健身和体育锻炼，营养不当等也是影响健康、导致体质下降的重要因素。

鉴于中年时期元气渐趋衰弱的体质特点，张介宾提出："人于中年左右，当大为修理一番，则再振根基，尚余强半"（《景岳全书·传忠录》），倡导重振根基之理论，提出应自中年时期开始，为防患于未然，应适时注意身体的修复颐养，不至于等到老年阶段衰老来临才开始保养，这对于保持健康、有效预防早衰、减少疾病发生具有重要意义。

四、更年期体质

更年期是指人体由中年转入老年的过渡时期。由于体内出现一系列生理变化，加之疾病、精神、社会生活环境、劳逸等因素影响，全身各系统的功能与结构渐进性衰退，从生理活动的高峰状态逐渐转向低谷，所以是体质状态的特殊转折点。更年期体质的变化因性别不同而有较明显的差异。

（一）女性更年期体质

女性更年期多出现于 44～55 岁。在此阶段，大多数女性或轻或重感觉到身体不适，如潮热汗出、头晕耳鸣或头痛、心悸、心烦、心绪不宁、健忘失眠、抑郁、急躁易怒、悲伤欲哭、口燥咽干、倦怠乏力、浮肿、月经紊乱、绝经等症状均存在个体差异。《素问·上古天真论》云："七七任脉虚，太冲脉衰少，天癸竭，地道不通，故形坏而无子也。"认为在此阶段肾气渐衰，冲任亏虚，精血不足，月经渐止而丧失生育能力，人的形体也随之同步衰老。由于肝肾同源，肾阴亏虚，水不涵木，则可表现为阴虚阳亢；肾阴不足，心阴亏虚而心火偏亢，或肾阴不足，不能上济心火，可致心肾不交；肾阳虚弱，命门火衰，脾土失于温煦，则见脾肾阳虚；其他如肝气郁结、心脾两虚等亦可导致气血失调，进一步影响冲任之充盛。因此导致更年期妇女体质特点的根本原因在于肾虚、冲任不足。

西医学认为，女性进入更年期后由于卵巢功能逐渐衰退，雌激素分泌减少，不足以引起子宫内膜的增殖，故月经开始紊乱以至绝经。同时，雌激素分泌减少及垂体促性腺激素增多，造成内分泌失调，以及下丘脑－垂体－卵巢轴（性腺轴）反馈系统失调和植物神经功能紊乱，引起一系列临床症状。也有研究资料表明，除雌激素水平下降外，患者体内免疫活性细胞功能下降，细胞内雌、孕激素受体含量降低等也参与了更年期体质的改变。

（二）男性更年期体质

男性更年期多出现于 45～60 岁，其体质特点为脏腑功能衰退，并以肾气虚衰为主而波及他脏。因此肾阴肾阳失调导致脏腑功能失常的情况比较多见，同时也存在肝气郁结甚而化火、脾失健运等病理变化。男性由于个体体质的差异，其更年期综合征表现的轻重以及波及的脏腑有所不同，有人无明显症状，有人却可出现较严重的症状，如情绪不稳定或抑郁寡欢、情绪低落、烦躁易怒、健忘失眠、易惊多梦、五心烦热、体力下降、食欲减退、眩晕耳鸣、阳痿早泄、性欲淡漠等。临床可据其表现而辨质论治，将有助于其顺利渡过更年期。

西医学认为，男性进入更年期除机体逐渐衰老外，还可出现植物神经功能失调、内分泌系统功能紊乱等改变，其中尤以性腺功能变化较为明显，雄性激素部分缺乏或相对不足可引起性功能障碍等。据资料表明，40~70岁男性约40%出现雄性激素部分缺乏的某些症状。当然，睾丸的退化萎缩是缓慢渐进的，性激素分泌也呈缓慢减少的趋势，但精子的生成在更年期并没有完全消失。

五、老年体质

世界卫生组织近年来通过对全球人体素质和平均寿命进行测定，对年龄段的划分标准作出新的规定，老年应指60岁以上的人群，该规定划分60~74岁为年轻老年人，75~89岁为老年人，90岁以上为长寿老人。根据古代中医文献及现代临床实践观察，老年体质具有以下两个特点。

（一）肾精亏虚

《素问·上古天真论》说："七八，肝气衰，筋不能动，天癸竭，精少，肾藏衰，形体皆极，则齿发去。肾者主水，受五藏六府之精而藏之，故五藏盛，乃能泻。今五藏皆衰，筋骨解堕，天癸尽矣。"《灵枢·天年》又曰："七十岁，脾气虚，皮肤枯。八十岁，肺气衰，魄离，故言善误。九十岁，肾气焦，脏枯，经脉空虚。百岁，五脏皆虚，神气皆去，形骸独居而终矣。"

老年人脏腑功能衰退，阴阳气血俱衰，尤其是肾精亏虚是老年体质的基本特点。肾主藏精，为先天之本，肾精充足则心、肝、肺、脾四脏得养；肾精亏虚则诸脏皆不足。脾胃为气血生化之源，年老脾胃虚弱，气血化源不足，肌肤失于濡养，则皮肤憔悴多皱，食少纳呆，大便不调。肝藏血，主筋，开窍于目，年老肝血不足，筋脉失养，不耐劳倦，可见筋肉疲软，甚至肢体发麻，视力下降，头晕目眩等。心主血脉，主神明，年老心气虚衰，则健忘，反应迟钝，易悲哀。肺主气，司呼吸，外合皮毛，年老肺气衰，则语音低沉无力，皮毛不润，甚至脱落，腠理不固，则易遭受外邪侵袭。老年人肾之精气衰弱，生育能力也随之衰减，并可见筋骨懈惰、骨质疏松、头发变白、牙齿脱落、皮色苍老、行动迟缓等。

研究资料表明，老年人随着年龄增长，各系统器官功能逐渐退化，表现为皮肤老化，头发脱落、斑白，牙齿脱落，视觉和听觉能力下降，脑细胞数量减少，进而脑功能下降，智力衰退，性功能逐渐减退。由于生理功能衰退，抵御体内外致病因素的能力下降，易患各种疾病。同时，容易产生失落空虚、寂寞孤独、焦虑多疑、愤怒自私、悲观绝望等情绪变化，最终还可能导致心理失衡。因此，老年体质与其他年龄相比，多为非正常体质，而且随年龄的递增，其正常体质越来越少，偏颇体质越来越多，与年龄基本呈正相关性。

又由于老年人五脏功能日益衰退，形体亏损，宿疾交加，老年人的偏颇体质不像其他年龄段那样单纯，常以一种体质为主，兼夹其他体质，如常见以阴虚或阳虚体质为主兼夹痰湿质或血瘀质等，较少有单纯一种体质类型者。研究还显示，在60~70岁人群中，大部分至少患1种慢性病；80~90岁人群中，则大多患3种或更多种慢性病，大多数疾病的发生与老年人的衰老体质有内在的密切关系。

老年人具有身体虚弱、抵抗力差、恢复较慢等特点。充分认识老年体质特征，辨明体质差异，对老年病的预防与治疗有重要意义。

（二）气血运行不畅

《灵枢·天年》云："六十岁，心气始衰，苦忧悲，血气懈惰，故好卧。"《灵枢·营卫生会》说："老者之气血衰，其肌肉枯，气道涩，五藏之气相搏，其营气衰少而卫气内伐。"说明人到老年营卫气血衰弱、运行不畅，是其体质的又一大特点。从临床实践看，许多老年人或多或少患有某些慢性病。按照叶桂"久病入络"的观点，久病可以影响气血运行，产生瘀血阻络的病理变化。《临证指南医案·卷八》谓："经几年宿病，病必在络……因久延，体质气馁……气阻血瘀。"《素问·痹论》也说："病久入深，营卫之行涩，经络时疏，故不通。"近代有学者提出"老人多瘀"的观点，证之临床屡见不鲜。有人主张延缓衰老不囿补肾一途，调和气血当是重要原则。

人之一生，随着年龄增长，体质表现出不同的生理特点，而且各个阶段密切关联。胎儿禀赋厚薄直接影响小儿时期体质；青年时期的发育优劣直接影响中年期的体质，而更年期的转变顺逆则关系到老年期的体质。人的体质随着年龄的增长而发育、成熟、衰老，既是一种由遗传所规定的生命过程，又与在环境因素作用下自我调节的机制有关，在二者的同时作用下，前半生由不成熟走向成熟，后半生由成熟走向衰老。

第三节　体质与性别

男女有别，由于男女在形态结构、生理功能、物质代谢及遗传等方面的差异，形成了男女不同的体质特征。

一、女性体质

女性为阴柔之体，阴盛阳衰，脏腑功能较男性偏弱。《普济方·卷三百三十二》说："女子以阴为主，则阴胜乎阳。"概括地说，女性体质有以下特点。

（一）女子以血为本，有余于气，不足于血

《灵枢·五音五味》概括女子体质的特点时明确指出："今妇人之生，有余于气，不足于血，以其数脱血也。"唐容川《血证论·卷一》也指出"女子主血"，"女子以血为主"。妇女有经、带、胎、产、乳等生理特点，因月经按时来潮，胎孕得以妊养，乳汁的化生满溢等都是以血为用，均易损耗血，故女子血病多见，血虚尤多。

从女性心理特征来看，女性性格一般多偏于内向，多愁善感，感情细腻。女子容易被七情所伤，产生气机郁滞，气滞又可影响血行，从而产生月经失调、痛经、乳腺增生等种种疾患。

（二）女子以肝为先天，主冲任二脉

叶桂在《临证指南医案·淋带门》提出"女子以肝为先天"的观点。从生理上讲，肝藏血，主疏泄，"女子以血为本"，血的运行与调节离不开肝的功能，而气机的调畅离不开肝的疏泄，妇女经、带、胎、产、乳的生理过程都与肝的生理功能有关。如果肝的藏血、疏泄功能失调，就会产生月经失调、

带下病、不孕、胎产不安、产后乳汁不畅等病症。临床治疗这些病症往往从治肝入手。

冲为血海，任主胞胎，冲任二脉的生理功能同样与妇女的经、带、胎、产密切相关。正如《临证指南医案·妇人》所说的那样："肝为风木之脏，又为将军之官，其性急而动，故肝脏之病，较之他脏为多，而于妇女尤甚"。

（三）女子多愁善感，易发情志疾病

女性性格一般多偏于内向，多愁善感，感情细腻，所以容易被七情所伤，导致气机郁滞，发为情志疾病。《严氏济生方·妇人论治》强调男女体质差异，情志不同，曰："若是四时节气，喜怒忧思，饮食房劳为患者，（妇女）悉分丈夫同也，又况慈恋、爱憎、嫉妒、忧恚、抑郁不能自释，为病深固者，所以治疗十倍难于男子。"《严氏济生方·脚气》又云："治妇人之法与男子同药固无异，但兼以治忧恚药，无不效也。"《医学正传》强调："妇人百病皆自心生"，如"乳岩"，"多生于忧郁积忿中年妇女"。现代聚类研究已经有确凿的证据表明男女在体质与情志上的差异，女性情志易波动，善抑郁，多焦虑，不仅普遍分值较高，而且异常的比例明显比男性要高得多。还有研究表明，女子因情志致病者比男子要高出 2～3 倍，男女心身疾病发生率之比为1：1.17。

在女子一生中最重要的是青春期和更年期，前者是生长发育的重要转折期，后者是由中年向老年过渡的重要时期，这两个生理过程除了与肾相关外，与肝的生理功能也密切相关。这两个时期在心理方面的变动也比较大，这也与肝的藏血、疏泄功能有关。

另外，现代研究表明，女子单位血液中血浆含量高于男子，免疫功能较男子强，基础代谢率较低，因此女子虽然体质较弱，但寿命较长，这在很大程度上也与社会环境因素有关。

二、男性体质

男性为阳刚之体，脏腑功能较女性旺盛，气多血少，阴弱阳旺，《普济方·卷三百三十二》说："男子以阳为主，则阳胜乎阴。"唐容川《血证论·卷一》曰："男子主气"，"男子以气为主"。在机体形态上，男性较多见体格壮实高大，声音粗犷洪亮，肌肉结实，腠理致密，卫外功能较强。在心理状

况方面，男性性格一般多外向，心胸较宽阔，多刚毅果断，勇敢好斗。在发病特点上，男性易患阳证、热证，如高血压、心脏病、秃发等，病情反应也较女性激烈。西医学认为男性肺活量大，在血压、基础代谢、能量消耗等方面均高于女性。

由于男性以肾精为本，精气易泄、易亏，因而男子精病多，其养生贵在节制房事以养其精，不可"以欲竭其精"，即节欲葆精，宁神养精，以注重保养肾精为重要原则。

第四节　体质与心理

体质不仅与机体的形态结构和生理功能密切相关，而且与人的心理状态密不可分。心理活动和个性心理特征以内脏的生理活动为基础。反过来，心理活动又调节影响着人体生理功能活动。

一、体质与认知因素

认知，包括感知（感觉和知觉）、想象、记忆和思维等过程，是人的最基本的心理活动。体质是认知活动的生理基础。认知可通过调节躯体器官机能状态而实现，也可通过生理、心理反应而影响人的体质。

体质在一定程度上影响人的认知能力。一般来说，体质强健之人能快速、敏捷、准确地感知各种事物的信息；而体质虚弱之人则反应较迟钝，感知不准确。但是，由于人对各种刺激的承受能力是不同的，因此没有一个统一的度量标准来衡量人的认知能力。接受同一种刺激，人们会产生不同的疼痛感觉；而同一程度的疼痛，人们的承受能力也有所不同。根据中医理论，体质强者精足、气旺，气化旺盛，气能生神，则出智慧；体质弱者精少、气衰，气化迟滞，气不生神，则智慧不出。

认知是通过情绪活动调节生理功能而影响体质的。大脑接受外界信息，作出反应而引发一定的情绪反应；而情绪又会在一系列的生理生化过程中引起一定的认知和行为。不同体质状态的人对外界刺激产生的情绪反应有所不同，如生活情境的变迁，有些人会出现愤怒、恐惧、焦虑、悲伤等情绪，进而引发一系列病理变化，发生疾病；而有些人则不会出现异常的情绪反应，也不引起疾病。

二、体质与情感因素

情感，指人在认识和改造客观现实的过程中，对事物采取不同的态度，产生各种不同的内心体验，如喜悦、悲伤、愤怒、不满、欣赏、同情和失望等。情感是人对客观事物是否符合自己需要而产生的态度体验，是人的需要和客观事物之间关系的反映。

情感过程包括情绪与情感，它涵盖了中医学的七情和五志，实质上都是人对客观事物的体验和反应。同时，情志活动是由内外环境的客观刺激引起的，并随刺激的性质变化而变化。中医学将七情和五志与五脏相联系，如心主喜、肝主怒、脾主忧、肺主悲、肾主恐等，旨在说明人的情志变化是以生理活动为基础。《素问·阴阳应象大论》说："人有五藏化五气，以生喜怒悲忧恐。"

情志变化也可以影响五脏的生理功能活动。《素问·举痛论》说："喜则气和志达，荣卫通利。"个体的体质特征体现在脏腑气血的功能表现，从这个意义上讲，体质是情感活动的生理基础。如果情志太过，可以损伤五脏，也损伤人的体质，如喜伤心、怒伤肝、忧伤脾、悲伤肺、恐伤肾等。

现代研究发现，健康的心理活动能够发挥机体内部的巨大潜力，影响内分泌变化，加速代谢过程，增强人体体质，使肾上腺分泌增加，血糖升高，碳水化合物代谢加速，肌肉活动力增强。反之，精神创伤、情绪消沉会引起大脑皮质紊乱，在一定条件下引起机体有关部分的功能和器质性病变，对体质有不利影响。抑郁的情志对健康有害，促使某些疾病较早发生或趋向严重，更会加速衰老的到来。精神病专家维兰特在他的报告中说："人精神遭受痛苦，就意味着身体健康遭到至少长达五年的损害。"构成人体发病的原因是多种多样的，其中由于个体拥有情志的不同，对于情感动物的人类来说，影响可能是超乎寻常想象的。

异常的情感活动可以影响体质，而偏颇体质也可以影响人的情感活动。正如《灵枢·本神》所说："肝气虚则恐，实则怒"，"心气虚则悲，实则笑不休"。《灵枢·通天》根据阴阳的偏颇将体质分为阴阳五态人，如太阳之人，其性格具有开朗明快、喜悦乐观的特点，但情绪波动较大，阳气有余，易于激动，对愤怒致病具有明显的易发性；而太阴之人内向郁闷，易于忧思和悲哀，且持续不解，具有郁证易发倾向。再如《素问·经脉别论》认为勇者对于惊恐刺激，在意志上和体质上都有较强的耐受能力；而怯者则易受到惊恐的刺激而导致疾病。

三、体质与气质

现代心理学认为气质是人的心理特征之一，主要表现在心理状态的强度、稳定性、灵活性及指向性，如个体的反应快慢、情绪强弱、注意力集中时间和转移的难易及心理活动倾向等。在不同的研究领域，对体质与气质概念的诠释不尽相同，一种认为体质与气质是分离的，是不同的两个指向；一种认为气质依赖于体质，体质体现了气质的心理特点。

根据形神合一的观点，中医学有"形乃神之宅，神为形之用"之说（《类经》）。《灵枢·天年》有云："黄帝曰：何者为神？岐伯曰：血气以和，营卫以通，五藏已成，神气舍心，魂魄毕具，乃成为人。"经文提示，一个完整的人应该是形（营卫、气血、五脏）神（神气、魂魄）的统一体。形神和谐是健康的基础，形神失调是疾病的象征，形神分离是死亡的标志。从理论上讲，气质侧重于个体的心理特征，体质侧重于个体的生理特征。体质是气质的生理基础，气质是体质的功能表现。据《内经》及历代中医文献记载，体质与气质不分，这是形神合一观点的具体体现。严格地讲，中医体质学说实际是体质气质学说，这正是中医学术的重要特色。

例如，《灵枢·阴阳二十五人》《灵枢·通天》等记载的体质分型中，将个体的形态特征、生理功能、心理特点、行为举止等内容综合起来加以分类。如太阴之人，其生理特性是"其阴血浊，阴阳不和，缓筋而厚皮"；心理人格特点是"贪而不仁，下齐湛湛，好内而恶出，不务于时，动而厚之"；行为特征是"黮黮然黑色，念然下意，临临然长，䐃然未偻"。少阴之人生理特征是"多阴少阳，小胃而大肠，六腑不调，其阳明脉小，而太阳脉大"；心理人格特征是"小贪而贼心，见人有亡，常若有得，好伤好害，见人有荣，乃反愠怒，心疾而无恩"；行为特征是"其状清然窃然，固以阴贼，立而躁嶮，行而似伏"。这些文字虽然比较朴素，但其中蕴涵着形神合一、体质与气质相融的分类思路。可见，《内经》的体质学说包含了有关气质的内容。

现代研究表明，气虚体质之人较平和质之人性格偏内向，情绪不稳定。艾森克个性问卷对典型的性格内向描述为：安静，离群，内省，喜欢读书而不喜欢接触人。保守，与人保持一定距离（除非挚友），倾向于事前有计划，做事瞻前顾后，不凭一时冲动。不喜欢兴奋的事，日常生活有规律，严谨。很少有进攻行为，多少有些悲观。踏实可靠。价值观念是以伦理作标准。典型的情绪不稳表现为焦虑，紧张，易怒，往往又有抑郁。睡眠不好，患有各种心身障碍。情绪过分，对各种刺激的反应都过于强烈，情绪激发后又很难平复下来。由于强烈的情绪反应而影响了正常适应能力。

第五节 体质与适应能力

人的适应能力是人体体质在生理状态下的具体体现。体质的适应能力主要包括对自然环境与社会环境以及对有害心理因素的适应力。人对气候及生态环境、社会环境的适应能力方面，体质起着决定性作用。

一、对自然环境的适应能力

人是自然界的产物，自然界为人类提供赖以生存的必要条件，人与自然环境息息相关。《灵枢·岁露论》云："人与天地相参也，与日月相应也。"自然环境的变化直接或间接地影响着人类的生命活动，因而人类要维持健康，必须随自然条件的变迁而不断自我调节，以顺应其生存环境的变化规律，保持人体生理活动的平衡协调。

由于自然条件的差异，如气候条件、地质结构、水土性质等有不同，从而形成各区域独特的饮食结构、生活习惯、社会民俗等，这些相关因素影响或制约着生活在不同自然环境下人群的体质。即不同地理区域的人群，体质有明显差异。如我国北方人群阳虚质多于南方，而南方人群阴虚质多于北方，在西南和东南沿海地区，则痰湿体质者明显多于长江中下游地区。

此外，现代研究表明，特禀体质在城市出现率为 17.75%，农村出现率为 16.18%，城市较农村出现率相对较高。其原因可能为：农村相对城市各种工业污染较少，环境较为单纯、洁净；农村的生活比较淳朴，不良社会习俗较少等，可能是农村特禀体质出现率相对较低的原因。

人体体质的差异导致了对外界气候和环境的适应能力有所不同。一般来说，平和质的人对气候和环境的适应能力比较强，而体质有偏颇的人对气候和环境的适应能力则比较差。如《素问·阴阳应象大论》指出阳盛之人"能冬不能夏"，阴盛之人"能夏不能冬"。阴虚体质者口干舌燥，尿黄便干，性情急躁，不耐暑热或秋燥，易感温邪或燥邪；阳虚体质者形寒怕冷，面白口淡，行动迟缓，不耐寒冷而易得寒病；气虚体质者既不耐寒，又不耐暑，常多虚汗，易感风寒之邪，以致经常感冒。

体质的适应能力除了先天禀赋以外，主要是通过后天的调摄而逐步形成或增强的。例如人长期居住在寒冷或炎热的气候环境中，就逐渐对这些特殊环境产生适应能力。因此，有偏颇体质的人应主动调整内环境的平衡，以适应外环境的变化，或通过有意识的科学训练来提高自身的适应能力。

二、对社会环境的适应能力

人是社会中的人，没有人能脱离社会环境独立存在。安定的社会，良好的教育，发达的科学技术等，无疑对健康起到了良好的促进作用。和谐的人际关系，美好的家庭环境，融洽的工作和学习环境等均会促进健康。反之，则会影响健康。社会环境的变迁会引起社会生活方式和社会关系等诸多变化，也必然会影响人的心理与行为，影响人的体质。而个体体质的差异也会直接或间接地影响其对社会环境的适应能力。

社会环境的影响因素很多，如家庭不和、工作劳累、人际关系紧张、生活压力增大，还有噪声、居住拥挤、环境污染、事故频繁，以及战争、社会动荡、经济危机等，均可影响人的心理适应能力。平和质的人由于平素性格平和开朗，所以遇到这类事件时可以较好地调整自己的心态，不至于引起身心失调而影响健康。但体质有偏颇之人往往性格比较脆弱，心理承受能力较差，就会产生紧张、烦躁、焦虑、抑郁、苦恼、悲哀等适应不良的情绪，进而导致某些疾病的发生。在长期精神刺激下，机体若不能产生与此相适应的心理与行为，人的调节机制将失常，便会诱发高血压、冠心病、糖尿病、偏头痛、神经性厌食、胃及十二指肠溃疡和支气管哮喘等，即所谓的心身性疾病。因此，如果不注意调适体质，不重视心理健康，则可影响心理的适应性，影响对社会环境的适应能力。只有培养强健的体质，才能有效地提高人体对社会环境的适应能力。

三、对有害心理因素的适应能力

近年来，医学模式正在发生着巨大的变革，人不仅是生物的人，还是社会的人，人是有感情的，因此强调把人作为一个整体来研究，人们已逐渐认识到有害的心理因素正日益严重地危害人们的健康。

当前，各种慢性非传染性疾病，如心脑血管病、癌症等，已成为危害人类健康的主要因素。这些疾病常伴有大量的心理、社会问题。从目前研究得出的结论看，心理疾病如抑郁症可以诱发、加重心肌梗死，心血管疾病也可以引起或加重抑郁，冠心病死亡风险与患者焦虑也有关系。这些都充分证明了人的心理状态在不同程度上影响着疾病的发生与发展，这是因为心理是人脑的机能，生理是心理的物质基础。

在一定条件下，心理对生理功能会产生重大影响。心理因素是一种重要的致病因素，情绪是心理与躯体之间的桥梁，情绪的变化能引起躯体功能发生各种改变。美国心理学家马斯洛把人类的需要分为生理、安全、归属、尊重、自我实现 5 个需要层次，当需要满足时情绪愉快，不满足时则烦闷、沮丧。美国生物学家坎农很早就分析了不同情绪对胃肠功能的影响，他认为焦虑、忧愁、恐惧等情绪对消化、心血管、呼吸、泌尿系统及肌肉等都有不良影响，若不良情绪反复或持续地存在能引起内脏功能紊乱，最后导致器质性病变。

不同体质的人对同等强度的有害心理因素的承受力不一样。平和质的人由于平素性格平和开朗，所以遇到有害心理因素时可以较好地调整自己的心态，不至于引起身心失调而影响健康。但体质有偏颇之人往往性格比较脆弱，心理承受能力较差，就会产生紧张、烦躁、焦虑、抑郁、苦恼、悲哀等适应不良的情绪，进而导致某些疾病的发生。如气郁体质的人更易患抑郁症。

第六节 体质的生理特点

体质禀受于先天，得养于后天。体质的生理特点是先、后天因素共同作用的结果。先天禀赋决定着个体体质的特异性和相对稳定性；而后天的各种环境因素、营养因素、精神因素又使机体体质具有动态可变性。改变后天的种种因素，可以在某种程度上改善体质，因此体质具有可调性。在相同或类似时空条件下，人群的遗传背景和后天生存环境也是大致相同的，这就使群类的体质具有趋同性。

一、体质的遗传性

遗传是人们观察到的由亲代将其特征传给子代的一种现象。现代遗传学研究结果表明，下一代从双亲那里继承下来的全部物质及遗传信息都包含在卵子和精子里面。人类一切遗传性状都是在遗传信息的控制下，在发育过程中，在环境的影响下，从受精卵开始直到终其一生，经过一系列的演变而形成的。

早在《内经》时期，医家就已经认识到体质的形成与先天禀赋有关。《灵枢·决气》云：“两神相搏，合而成形，常先身生，是为精。”说明父母之精是生命个体形成的基础，遗传因素是决定体质形成和发展的根本原因。人的外表形态、脏腑功能、精神情志等个性特点均形成于胎儿时期。禀受于父母的先天之精，对个体体质的影响是巨大的，人体的体型、相貌、肤色、秉性、脏腑经络的功能状态、气血津液的盛衰，以及与之相应的病理变化等，都可以在某种程度上受到遗传的控制。

每一个体体质的特点都是以遗传因素为基础，在后天生长条件的影响下，经过自然、社会、饮食等诸多因素的影响，逐渐发展起来的。由遗传背景所决定的体质差异是维持个体体质特征相对稳定的重要条件。

二、体质的稳定性

一般情况下，个体体质一旦形成，在一定时间内不易发生太大的改变，所以体质具有相对的稳定性。体质的稳定性由相似的遗传背景形成，年龄、性别等因素也可使体质表现出一定的稳定性。然而，由于环境、精神、营养、锻炼、疾病等后天因素均参与并影响体质的形成和发展，从而使得体质只具有相对的稳定性。

体质的相对稳定性具有两方面的意义：

其一，从禀赋的角度来说，个体禀承于父母的遗传信息，决定个体在后天的生长发育过程中要遵循某种既定的内在规律，呈现与亲代类似的遗传特征，并且这种特征在个体的生命过程中是不会轻易改变的。

其二，体质是一个随着个体发育的不同阶段而不断演变的生命过程。在某个具体的阶段，如幼年期、青年期、中年期、老年期等，个体的体质状态是相对稳定的，不会发生骤然的改变，从而使各个不同的生命阶段呈现出不同的体质特点。

三、体质的可变性

体质形成于先天，定型于后天。体质的稳定性是相对的，而不是一成不变的，这就意味着体质具有动态可变性。每一个体在生、长、壮、老的生命过程中也会因内外环境中诸多因素的影响而使体质发生变化，表现为与机体发育同步的生命过程。后天生活环境对体质的形成与发展始终起着重要的制约作用，生活条件、饮食构成、地理环境、季节变化以及社会文化因素等都可对体质产生一定的影响，有时甚至可起到决定性作用。

人生存于特定的气候、地理环境中，自然因素的长期影响，地理、气候条件的差异性，必然使不同时空条件下的群体在形态结构、生理功能、心理行为等方面产生适应性变化，从而导致体质发生变化。脾胃为后天之本，长期的饮食习惯和相对固定的饮食结构可以通过脾胃运化影响脏腑气血功能，导致体质改变。另外，社会地位、个人境遇、疾病影响，以及由于时代与社会的变迁，使人类赖以生存的自然环境、生活习惯、社会习俗、道德水准、精神状态、饮食结构等发生了变化，也都是引起人类体质变异的重要因素。所以影响体质变化的因素很多，几乎所有与体质形成有关的后天因素都有可能导致体质的改变。但其可变性也是有一定规范和限度的，不是任意变化的。

四、体质的多样性

体质的形成与先、后天多种因素相关。遗传因素的多样性和环境因素的复杂性使个体体质存在明显的差异；而即使是同一个体，在不同的生命阶段其体质特点也是动态可变的，所以体质具有明显的个体差异性，呈现出多样性特征。

中医学强调个体间体质存在差异，如《灵枢·论痛》说："筋骨之强弱，肌肉之坚脆，皮肤之厚薄，腠理之疏密，各不同。"可见先天禀赋的差异使人出生伊始就存在体质的不同，人在出生之时已经初步具备了形体的肥瘦、强弱、高矮、偏阴偏阳等不同的体质特征。可以说，先天禀赋的不同决定了个体差异的普遍存在。现代生物遗传学研究证实，构成 DNA 四种碱基的排列方式决定了无穷无尽的形态结构，形成了世界上没有两个人的 DNA 有完全相同的碱基排列次序，这就是体质多样性的遗传学原理。

体质形成于先天，定型于后天。由于禀赋的不同，后天条件的多样性，使个体体质具有不同于他人的特征。中医学的因人制宜、辨证论治强调的正是这种特异性。因此，无论是比较不同的生命个体，还是考察同一个体的不同生命阶段，都能充分体现出体质的多样性特点。

五、体质的趋同性

在个体体质的形成过程中，遗传因素使个体体质具有差异，而环境因素、饮食结构及社会文化习惯等均可对其产生明显的影响。处于同一历史背景、同一地方区域，或饮食起居条件比较相似的人群，由于其遗传背景和外界条件的类同性，往往使特定人群的体质呈现类似的特征，这就是群类趋同性。如《素问·异法方宜论》详细论述了五方地域人群的不同特征。现代地理生态学研究认为，不同地理环境中的土壤、水所含的化学成分、微量元素等都不同，在该地区长期生活的人群喝当地的水，吃当地产的食物，经受了当地的气候环境，造就了具有该地区特色的体质。俗话说"一方水土养育一方人"，从体质学的角度来说，一方水土培育了一方人的体质。《医学源流论·五方异治论》说："人禀天地之气以生，故其气体随地不同。西北之人，气深而厚……东南之人，气浮而薄。"

在相同的时空背景下，体质的趋同性会导致某一人群对某些病邪的易感性及其所产生的病理过程的倾向性。因此，人类的体质、发病具有共性，也使群体预防和群体治疗成为可能。

六、体质的可调性

体质的形成是先、后天因素长期共同作用的结果，既是相对稳定的，又是动态可变，这就使体质的调节成为可能。在生理情况下，针对各种体质及早采取相应措施，纠正或改善某些体质的偏颇，可以减少体质对疾病的易感性，从而预防疾病或延缓发病。

张介宾在《景岳全书·卷之十六·理集》中从节欲论体质可调性颇能示人启迪："色欲过度者，多成劳损。盖人自有生以后，惟赖后天精气以为立命之本，故精强神亦强，神强必多寿；精虚气亦虚，气虚必多夭。其有先天所禀原不甚厚者，但知自珍，而培以后天，则无不获寿。设禀赋本薄，而且恣情纵欲，再伐后天，则必成虚损，此而伤生，咎将谁委？"

体质的可调性使调整体质以防病治病成为可能，实际上临证治病的目的在某种程度上也就是为了改变患者的病理体质。在病理情况下，可针对各种不同的体质类型，将辨证论治与辨体论治相结合，则可获得准确、全面和较好的治疗效果。

　　适宜的药食也是调整体质的重要方法，合理运用药食的四气五味、升降浮沉等性能，可以有效地纠正体质的偏颇。由王琦等开发的具有益气固表、凉血消风、调节过敏体质功效的"过敏康"胶囊，经北京中医药大学与美国霍普金斯大学合作验证，表明"过敏康"胶囊对过敏反应有很强的抑制作用，能明显抑制全身性及皮内速发性超敏反应的发生，减轻血管的渗透现象，降低血清抗原特异性 IgE 的水平，阻碍血浆组胺和肥大细胞脱颗粒反应，减少血清特异性 IgG 抗体的生成，从而延缓过敏性疾病的发生。该药用于临床可显著改善患者的过敏体质，抑制过敏性疾病的发生。

　　另外，调整和改善体质还应注意调整生活习惯。针对不同的体质类型，可以对其进行相应的生活指导，通过建立良好的行为方式和生活习惯，使体质在潜移默化中得以改善。

第三章　中医体质分类方法

　　体质分类就是根据人群中个体的不同体质特征，按照一定的标准，采用一定的方法，通过分析、归纳而进行相应的区分，分成若干体质类型。

　　体质分类的理论依据是体质的个体差异性和群类趋同性。只有具备个体差异性，才能将人群中的个体加以区分；只有具备群类趋同性，才能将人群中一定数量的个体加以归类。

　　体质分类研究应从形态结构、生理功能、心理特征、反应状态等几个方面入手，运用分子生物学、遗传学、流行病学等手段，对人类生命现象进行现代诠释。

　　体质在很多情况下决定个体对某些致病因子的易感性和病理过程的倾向性，从而成为疾病预防和治疗的重要依据。因为不同的体质是产生疾病差异的内在基础，因而研究体质分类，探讨体质类型与疾病的关系，可以从深层次认识疾病、整体把握疾病。

　　中医体质分类研究在体质人类学、遗传学、分子生物学等多学科中都能找到自己的对应点。体质是东、西方在学术语言上可以进行沟通的话题。如对过敏体质的研究，由于东、西方文化的差异，中医研究"过敏人"，即什么样的人是过敏体质；西医研究"过敏原"，即什么物质能引起过敏反应。事实上，过敏体质才是发生过敏反应的根本原因，"过敏原"只是外界因素。对"过敏人"的阐释让西方科学家看到了中医的真实内涵。

第一节　古代体质分类方法

　　早在春秋战国时期，《内经》就对体质类型的分类方法进行了阐述，初步形成了中医体质分类的基本框架。其中，《灵枢·阴阳二十五人》是世界医学史上最早对体质类型进行观察、总结并作出分类的重要文献，如篇中所云："先立五形金、木、水、火、土，别其五色，异其五形之人，而二十五人具矣。"《内经》以后，历代医家在其基础上，结合各自的临床实践，丰富和发展了中医体质分类的内涵。

一、《内经》体质分类法

《内经》对体质的分类方法是建立在形态结构、生理功能和心理特征等方面的活体观察和对人体的整体考察基础上，体现了"形神合一"以及人与自然相统一的整体观念。这种分类方法对后世的研究具有重要的启迪意义。

《内经》关于体质分类的内容颇多，其分类的主要依据有两方面：①阴阳五行理论；②人体的形态结构、生理功能和心理特征等构成体质的要素。其分类的主要方法有阴阳五行分类、体型体质分类、心理特征分类等。

（一）阴阳五行分类法

阴阳五行分类法包括五行分类法和阴阳分类法。阴阳五行学说是中医学的世界观和方法论，中医学以阴阳的偏属和五行的特征作为分析人体生命现象的基本方法。用阴阳五行学说作为体质分类的方法，可以将体质现象与自然界的时间、空间因素相契合，充分体现中医学倡导天人相应的特点。

1. 五行分类法

见于《灵枢·阴阳二十五人》。主要以五行属性进行分类。

《灵枢·阴阳二十五人》运用阴阳五行学说，根据人群中皮肤颜色、形态特征、生理功能、行为习惯、心理特征、对环境的适应调节能力、对某些疾病的易罹性和倾向性等各方面的特征，归纳总结出木、火、土、金、水5种基本类型。现概要介绍5种类型的主要体质特征如下：

木型体质之人：皮肤苍色，小头，长面，两肩宽阔，背部挺直，身体弱小，勤劳，有才能，好劳心，体力较弱，多愁善感。

火型体质之人：赤色皮肤，小头，脸形瘦尖，肩背肌肉宽厚，肩背髀腹匀称，身材矮小，手足小，步履稳重，对事物的领悟较快，走路时肩背摇动，背部肌肉丰满。多气而性格急躁，轻财，缺乏信心，身体虚弱，认识事物清楚，喜欢漂亮，短寿而突然死亡。

土型体质之人：黄色皮肤，大头，圆面，肩背丰厚，腹大，腿部壮实而修长，手足小，肌肉丰满，身材匀称，步履稳重，动作轻盈。内心安定，助人为乐，独立性较强，不依附权势，广交朋友。

金型体质之人：白色皮肤，小头，方正面，肩背小，腹部平坦，手足小，足跟坚厚而大，好像有小骨生在足跟外面一样，骨轻。为人清白廉洁，性情急躁但刚强，办事认真，果断利索。

水型体质之人：黑色皮肤，大头，面部不光整，颊腮清瘦，两肩狭小，大腹便便，手足好动，行路时身摇，尻骨长。禀性无所畏惧，善于欺骗人，以致常因杀戮致死。

在五行属性分类的基础上，又与五音（角、徵、宫、商、羽）相结合，根据五音太少、阴阳属性，以及手足三阳经的左右上下、气血多少之差异，将上述木、火、土、金、水 5 型中的每一类型再分为 5 类，即成为五五二十五种体质类型。由于五音的变化很大，如在角音之中有正、偏、太、少之分，可分为上角、大角、左角、钛角、判角数类，这与人的体质的多样化相类似。

以火型人为例，首先以禀火气最全的上徵类人概括出火形人共有的体貌、肤色、言行、心理和对外界气候反应性的特点，即："火形之人，比于上徵，似于赤帝。其为人，赤色，广䏚，锐面，小头，好肩背髀腹，小手足，行安地，疾心，行摇，肩背肉满，有气，轻财，少信，多虑，见事明，好颜，急心，不寿暴死。"之后指出各类间的细微差别：上徵类讲求实效，见解深刻；质徵类正大光明，明白事理；右徵类活跃爽快，勇猛向前；少徵类性情多疑；质判类怡然自得，无忧无虑。在这一分类方法中，已经包括形态特征及心理人格特征等内容。

2. 阴阳分类法

根据个体间阴阳多少或阴阳之气盛衰的不同，将体质分为不同类型。

《灵枢·行针》和《灵枢·通天》根据人体阴气与阳气的多少、盛衰不同作为分类依据。

阴阳分类的方法包括四分法和五分法。

（1）四分法：主要见于《灵枢·行针》。根据人体阴阳之气的多少、盛衰的不同，以及不同类型之人对针刺得气反应的不同，将体质分为 4 种类型，即重阳型、重阳有阴型、阴多阳少型和阴阳和调型。但是对不同体质类型的人的行为和形态表现描述较少，只对重阳之人的部分形态、功能和行为特点加以描述，如"重阳之人，熇熇高高，言语善疾，举足善高，心肺之藏气有余，阳气滑盛而扬，故神动而气先行"。

（2）五分法：主要见于《灵枢·通天》。根据阴阳之气的多少，并结合个体的行为表现、心理性格及生理功能等将体质分为5类，即多阴而无阳的太阴之人，多阴少阳的少阴之人，多阳而无阴的太阳之人，多阳而少阴的少阳之人，以及阴阳之气平和的阴阳和平之人。现概括介绍阴阳五态体质分类法：

太阴型体质之人：贪婪而不仁义，貌似谦恭，内心却深藏阴险，好得恶失，面色阴沉黑黯，喜怒不形于色，不识时务，行动上惯用后发制人的手段，卑躬屈膝。

少阴型体质之人：贪小利而暗藏贼心，幸灾乐祸，损人不利己，嫉妒心强，对人没有恩情，貌似清高，但行为鬼祟，偷偷摸摸，站立时躁动不安，走路时好似伏身向前。

太阳型体质之人：强烈的表现欲望，趾高气扬，仰腰挺胸，言过其实，好高骛远，作风草率而不顾是非好歹，常常意气用事，自负。

少阳型体质之人：做事精细，自尊心强，但高傲自得，站立时惯于把头仰得很高，行走时喜欢摇摆身体，常常背着双手，喜欢出头露面，善于外交，追逐名利。

阴阳和平型体质之人：生活安静自处，性格和顺，从容稳重，举止大方，淡于名利，无所畏惧，无过分之喜，顺从事物发展的自然规律，态度严肃，待人和蔼，目光慈祥，位高却很谦虚，善于适应形势的变化，以理服人，办事条理分明，具有极好的治理才能。

5种类型体质之人在形态、功能、心理以及对外界适应能力、方式等方面的差异性，在一定程度上揭示了人体某些生命现象的本质特征。以太阳型之人为例，该型人因阳气盛阴气少而暴躁喜动；心理特征为"居处于于，好言大事，无能而虚说，志发于四野，举措不顾是非，为事如常自用，事虽败而常无悔"；行为特征"轩轩储储，反身折腘"。即太阳之人阳气偏盛，随遇而安，好说大话，自信，失败而不后悔，趾高气扬，挺胸抬头。

这种分类方法强调个体内阴阳盛衰的不同可以导致个体间在形态、功能、心理以及对外界适应能力等方面的差异。

阴阳五行的分类方法是将人体的形体结构、生理功能、心理特征等体质要素，与个体对环境的适应能力、对疾病的易罹性等相结合，属于整体分类法。

（二）体型分类法

人体的形态结构（包括色泽）、生理功能和心理变化是构成体质的要素。以不同的形态特征，把握人体生理功能的差异性，从而对人群作出分类，是《内经》体质分类方法的一个重要特色。

《灵枢·逆顺肥瘦》和《灵枢·卫气失常》以外在的形态结构特征联系内在的生理功能对体质予以分类。《灵枢·逆顺肥瘦》着眼于体形之肥瘦、年之壮幼，把体质划分为肥人、瘦人、常人三种类型，并根据常人不同的体质特征，将其进一步分为端正、壮士和婴儿等不同体质类型。《灵枢·卫气失常》把肥胖的人按皮肤纹理及皮下结缔组织的特性进一步分为膏、脂和肉三种类型，并且指出这三种人的体态结构、气血多少、寒温的特征各不相同。

体型分类的方法主要见于《灵枢·逆顺肥瘦》和《灵枢·卫气失常》。

《灵枢·逆顺肥瘦》从形态结构、气血情况等方面将体质分为肥人、瘦人、常人、壮士和婴儿等不同类型，如：（肥人）"广肩腋项，肉薄，厚皮而黑色，唇临临然，其血黑以浊，其气涩以迟"；"瘦人者，皮薄色少，肉廉廉然，薄唇轻言，其血清气滑，易脱于气，易损于血"；一般体型的人，为"端正敦厚者，其血气和调"。壮士则"真骨坚，肉缓，节监监然。此人重则气涩血浊……劲则气滑血清"。至于婴幼儿，"其肉脆，血少气弱"。

《灵枢·卫气失常》进一步将肥胖体质分为膏、脂、肉三型。膏型者多气，肌肉不坚，皮纵缓，纵腹垂腴，其中粗理者身寒，细理者身热。脂型者血清，气滑少，肌肉坚皮满，其身收小，其中细理者热，粗理者寒。肉型者多血，皮肉不相离，身体容大。说明不同体质类型之人，其体态结构、气血多少、寒温的生理特征各不相同。

（三）心理特征分类法

个体的心理特征是由人的生物社会属性决定的，也是个体体质的一个重要特征。因此，根据群体体质的心理差异对体质作出分类，是《内经》时代认识人群体质现象的一个重要方法。但是这种分类方法与近、现代心理学中的内容不完全相同，它包括勇怯分类法和形志苦乐分类法两种。

1. 勇怯分类法

（1）勇怯分类的依据：《灵枢·论勇》根据人格心理特征在勇怯方面的典

型差异，将体质分为勇和怯两种类型。

（2）勇怯分类方法：《灵枢·论勇》从心理方面分为勇、怯两种体质类型，并论述了勇士和怯士两种类型的人在心理特征、外部特征以及脏腑组织的形态结构等方面的差异。如"勇士者，目深以固，长冲直扬，三焦理横，其心端直，其肝大以坚，其胆满以傍，怒则气盛而胸张，肝举而胆横，眦裂而目扬，毛起而面苍，此勇士之由然者也"；"怯士者，目大而不减，阴阳相失，其焦理纵，髑骺短而小，肝系缓，其胆不满而纵，肠胃挺，胁下空，虽方大怒，气不能满其胸，肝肺虽举，气衰复下，故不能久怒，此怯士之所由然者也"。说明勇、怯之士不仅在外部特征及脏腑组织形态方面存在不同，而且在心理特征方面也存在明显不同。

2. 形志苦乐分类法

（1）形志苦乐分类的依据：《素问·血气形志》根据心理特征的差异，将体质分为5种形志特征，即体质的"五形志"特征，分别为形乐志乐、形苦志乐、形苦志苦、形乐志苦、形数惊恐5种体质类型。

（2）形志苦乐分类方法：属于心理特征分类法。《类经·论治类》对五形志体质心理特征进行了详细的描写，分别为：

形乐志苦："形乐者，身无劳也。志苦者，心多虑也。"心多思虑，易伤血脉。

形乐志乐："形乐者逸，志乐者闲。饱食终日，无所用心，悠然自得。"好逸恶劳，易伤肌肉。

形苦志乐："形苦者，身多劳。志乐者，心无虑。"身多劳累，心情愉悦而无多虑，易伤于筋。

形苦志苦："形苦志苦，必多忧思。"喜忧愁而多思虑，易伤肺脾而气机阻滞。

形数惊恐："数有惊恐则气血散乱而经络不通。"善惊易恐，易致气血紊乱，不仁顽痹。

《素问·血气形志》主要根据心理特征对体质进行分类，并指出不同体质类型的病因和致病特点。后世在《内经》基础上，进一步充实和完善了形志苦乐分类方法。

《内经》对体质除应用阴阳五行、体型、心理特征分类外，还有五色、地域、脏腑形态特征、脏腑功能、年龄、性别等分类法。如《灵枢·五音五味》以肤色差异区别人体气血或寒热的差别，"黄赤者多热气，青白者少热气，黑色者多血少气"。《灵枢·论勇》则依据外部形态颜色的不同分类，说明体质对疾病的易感性，"黄色薄皮弱肉者，不胜春之虚风；白色薄皮弱肉者，不胜夏之虚风；青色薄皮弱肉者，不胜秋之虚风；赤色薄皮弱肉者，不胜冬之虚风"，"黑色而皮厚肉坚，固不伤于四时之风；其皮薄而肉不坚、色不一者，长夏至而有虚风者，病矣"。《素问·异法方宜论》结合五方地域特征对五方之人不同的体质特征加以分类，属于体质地域分类法。《灵枢·五变》根据脏腑功能的强弱来划分体质类型。《灵枢·本脏》根据内脏的解剖形态、位置、坚脆等分类。

二、后世体质分类法

历代医家在《内经》的基础上，结合临床实践，分别从不同的角度，应用不同的方法，对常见的体质偏颇状态及其表现进行分类。张仲景根据临床观察提出了"强人"、"羸人"、"盛人"、"虚弱家"、"虚家"、"素盛今瘦"、"阳气重"、"其人本虚"等多种体质特征，从不同侧面描述了体质差异。

金元四大家由于所处的历史条件、地理环境的不同，因而导致对人群体质特点认识的差别。寒凉派的刘完素生于北方，北方人多食膏脂，体质刚劲壮实，且多嗜酒，久而蕴热，故从火热立论，用药多寒凉之品。攻邪派的张子和也系北方人，他依据北方人体质壮实、饮食厚浊、地气干燥等特点，认为治病重在驱邪，邪去则正安，于是主张用汗、吐、下法攻邪。养阴派的朱震亨为南方人，南方人体质多柔弱，"阳常有余，阴常不足"，治病多用滋阴降火之法。

明清时期对体质分类的认识更加深刻。张介宾从禀赋的阴阳、脏气的强弱偏颇、饮食好恶、用药宜忌等方面，将体质分为阴脏型、阳脏型、平脏型三类。叶桂等医家经过观察，总结出温热病中各种常见的体质类型，如有气壮质的"正气尚旺之人"，阴虚质的"瘦人阴不足"、"体瘦质燥之人"，阳虚质的"阳气素虚之人"等不同类型。

后世医家在《内经》阴阳分类法基础上，紧密结合临床实践，进一步丰富和发展了阴阳分类法，还形成了藏象阴阳分类法、阴阳属性分类法、阴阳虚实分类法和虚弱体质阴阳分类法以及病性分类法等。

第二节　现代体质分类方法

在古代体质分类方法基础上，现代医家结合临床实践，应用文献学研究方法、流行病学调查方法以及模糊聚类等方法，对体质类型进行了划分。由于观察角度不同，出现了四分法、五分法、六分法、七分法、九分法和十二分法等多种分类方法。而基于王琦对体质九分法的深入研究和取得的成果，目前中华中医药学会以王琦提出的《中医体质分类与判定》为行业标准。

一、9 种基本体质类型的分类依据

王琦继承了古代体质分型的基本原则，结合分析现代以阴阳、气血津液的盛衰、虚实变化为主的分类方法，在提出体质七分法的基础上，通过文献学研究方法，客观地对体质分类及特征进行表述，共检索了《内经》至民国期间重要古代文献 108 种及现代文献 60 余种。其中古代文献按照命名、体质特征、发病倾向、形成因素 4 个方面对有关体质的内容进行全面检索，现代文献按照其记录的体质分类及特征表述进行统计分析，对王琦等 11 位现代中医体质研究者有关体质分类及特征的表述进行了出现频率的统计。其中，古代文献共有 109 个体质特征描述，现代文献共有 408 个体质特征描述，以此作为体质分类及特征表述的参考。结合临床实践，保留了出现频率较高的体质类型，进一步提出了体质九分法，即 A 型（平和质）、B 型（气虚质）、C 型（阳虚质）、D 型（阴虚质）、E 型（痰湿质）、F 型（湿热质）、G 型（血瘀质）、H 型（气郁质）和 I 型（特禀质）9 种基本类型，并进行临床流行病学调查加以分析与验证。

二、9 种基本体质类型的命名依据

体质命名应朝着规范化的方向发展。既往体质命名多不统一，如阴虚质又称"盗热质"、"燥红质"。根据专家论证比较一致的看法是，中医体质分类命名应与中医学基本名词保持一致，使之在理论内涵上相互贯通，便于临床应用，并避免一名多义。目前临床对体质类型的命名多数都按照阴、阳、气、血、津液的偏颇失衡为命名原则，如气虚质、阳虚质、阴虚质、痰湿质、湿热质、血瘀质、气郁质等。本书中 9 种基本体质类型的命名，即采取以人体生命活动的物质基础——阴、阳、气、血、津液的偏颇失衡为主的分类方法。分类命名的理论依据是人体脏腑经络、气血阴阳津液在非正常状态下的差异表现，并结合中医学的病因病机理论，这样更便于理解和应用。

三、9 种体质特征的表述原则与方法

（一）9 种基本体质类型特征表述的原则

1. 体质特征的表述必须符合体质的定义，即从形体特征、生理特征、心理特征、病理反应状态、发病倾向等方面反映体质特征。

2. 以体质医学的临床应用性、实践性为原则，从指导临床出发，服从于疾病的诊断、辨证和治疗，为个体化诊疗和临床医学的发展提供理论、方法和途径。

（二）9 种基本体质类型特征表述的方法

1. 表述内容

按照定义、体质特征、成因进行体质类型表述，其特征表述从形体特征、常见表现、心理特征、发病倾向、对外界环境适应能力 5 个方面进行。其中常见表现主要从面色、眼目、口鼻、精神状态、饮食、二便、舌脉等方面的特征进行表述。为了体现不同特征对体质诊断的贡献度，体质研究课题组利用统计方法将特征分为主项和副项。

2. 表述的文献依据

根据古代文献检索和现代文献体质分类及特征表述的数据统计进行表述。

3. 表述的流调依据

现代医家对 9 种体质类型的特征进行了大样本的流行病学调查，总样本数达 2 万余例。

第四章　亚健康与中医体质

　　健康状态研究是 21 世纪健康和疾病预防研究领域的热点。人体的健康状态可以分为健康、亚健康、疾病三种状态，这三种状态是逐渐过渡的。长期以来，人们只关注疾病的诊断、治疗和康复，忽略了对亚健康的研究。"上工治未病"是几千年来中医学重要的防治思想，在新的历史阶段，积极贯彻"预防为主"方针，开展以"治未病"为主题的亚健康状态的辨识与干预研究，对于防治疾病、节约国家卫生资源、提高人民生命和生活质量，具有重要的现实意义。

　　亚健康是属于健康与疾病之间的一种"过渡状态"。体质从一定程度上反映了正气的盛衰状况，是亚健康发生与否和亚健康表现差异的根本原因。中医体质学中的偏颇体质是亚健康状态的形成背景，亚健康状态则是偏颇体质的表现特征和外显形式。偏颇体质影响亚健康的预后，调理偏颇体质有利于纠正亚健康状态。

第一节　亚健康概述

　　现代关于健康的概念涵盖了躯体、心理、社会、道德诸方面，传统中医通过"平"、"和"来表述健康状态，认为"阴阳平衡就是健康"。

　　中医体质学认为，体质是机体阴阳、形神、脏腑经络以及对外界环境自适应调节能力的综合表现，体现了中医健康观的整体内涵。体质状态是健康状态的重要组成部分，体质辨识是评价健康状态的主要方法和手段。

　　亚健康是指人体处于健康和疾病之间的一种状态。亚健康状态分为躯体性、心理性、社会交往性、道德性亚健康。随着对亚健康认识的不断深入，亚健康的防治研究被提到应有的高度。

一、亚健康的概念与范畴

（一）亚健康的概念

20 世纪 80 年代中期，前苏联学者布赫曼经过大量研究发现，人体除了健康状态、疾病状态外，还存在一种非健康、非疾病的中间状态，他把这种状态称作亚健康状态。亚健康又被称作第三状态、灰色状态、病前状态、亚临床状态、前病态、潜病期等。国内学者王育学在 20 世纪 90 年代中期首次提出了"亚健康"这个词汇，将亚健康初步定义为介于健康和疾病的中间状态。在相当高水平的医疗机构经系统检查和单项检查，未发现有疾病，而病人确实感觉到了躯体和生理上的种种不适，这种情况，我们就称其为"亚健康"。因此，"亚健康"一词多指体检指标正常、没有器质性病变但又有诸多不适症状的一种状态。

世界卫生组织（WHO）提出的有关健康的概念为："健康不仅仅是没有疾病或不虚弱，而且是生理上、心理上和社会适应能力上三方面的完美状态。"与此相对应，亚健康是指人体处于健康和疾病之间的一种状态。亚健康人群主要表现为疲乏无力、精力不充沛、肌肉关节酸痛、心悸胸闷、头晕头痛、记忆力下降、学习困难、睡眠异常、情绪低落、烦躁不安、人际关系紧张、社会交往困难等种种躯体或心理不适症状。

2006 年中华中医药学会在《亚健康中医临床指南》中将亚健康定义为：亚健康是指人体处于健康和疾病之间的一种状态。处于亚健康状态者，不能达到健康的标准，表现为一定时间内的活力降低、功能和适应能力减退的症状，但不符合现代医学有关疾病的临床或亚临床诊断标准。

（二）亚健康的范畴

界定亚健康的范畴是识别及干预亚健康状态的前提和基础。
《亚健康中医临床指南》认为，亚健康涉及的范围主要有以下几方面：①身心上不适应的感觉所反映出来的种种症状，如疲劳、虚弱、情绪改变等，其状况在相当时期内难以明确；②与年龄不相适应的组织结构或生理功能减退所致的各种虚弱表现；③微生态失衡状态；④某些疾病的病前生理病理学改变。

亚健康涉及的医学范畴有以下可能性：①某种或某些疾病（如高血压、高血脂、糖尿病、肥胖、肿瘤等）的临床前状态，可进一步向该疾病发展；②某些疾病治愈后仍存在的各种虚弱或不适；③人体处于衰老时期，由于组织结构老化及生理功能减退所导致的各种虚弱表现；④机体身心功能的轻度失调，存在有相对独特的表现特征，其发生机理尚未明确，多与现代医学的各种"综合征"有关；⑤身心上不适应的感觉所反映出来的种种症状，其状况在相当时期内难以明确。

根据中医学理论，健康是指机体内部的阴阳平衡，以及机体与外界环境（包括自然环境和社会环境）的平衡。亚健康的发生，是机体"阴平阳秘"正常生理平衡被破坏，引起阴阳失衡、气血失调、脏腑功能失和，导致阴阳偏盛偏衰，或气血亏损，或气血郁滞，或有病理性产物积聚。随着研究的不断深入，人们对亚健康状态的界定会逐步清晰和变得可操作化，尤其是亚健康与健康的界限，亚健康与疾病、亚临床的界限等。通过研究，如果能对上述不同状态进行及早、有效的识别，进行有针对性的干预或调整，对于维护健康和防控疾病有着重要的意义。

二、亚健康的分类

WHO对健康的定义包括三个维度，即躯体健康、心理健康、适应社会。因此，部分学者以此作为亚健康的分类依据，将亚健康状态分为躯体性、心理性、社会交往性、道德性亚健康状态。

（一）躯体性亚健康状态

躯体性亚健康状态总的特征是持续的或难以恢复的疲劳，常感体力不支，懒于运动，容易困倦疲乏。由于躯体表现多种多样，因此又分为以下亚型。

1. 疲劳性亚健康

以持续3个月以上的疲劳无力为主要表现，并排除一切可能导致疲劳的疾病，如病毒性肝炎、肿瘤、糖尿病、重症抑郁等。

2. 睡眠失调性亚健康

以持续3个月以上的失眠（入睡困难，或多梦、易惊醒、醒后难以入睡等）或嗜睡，晨起时感觉不解乏或不松快为主要表现，并排除可能导致睡眠紊乱的各种疾病，如重症抑郁、睡眠呼吸暂停综合征、发作性睡眠病等。

3. 疼痛性亚健康

以持续 3 个月以上的各种疼痛为主要表现，并排除可能导致疼痛的各种疾病。多表现为头痛、颈肩部僵硬疼痛、腰背酸痛、肌肉酸痛、关节疼痛。

4. 其他症状性亚健康

以持续 3 个月以上的其他任何症状为主要表现，并排除可能导致这些症状的各种疾病。

以上各类型的症状如果同时出现，以最为严重者作为归类依据。

此外，还有根据西医生理病理特点进行分类的，如易感冒性亚健康，主要表现为抵抗力下降，容易受感染，反复感冒，常伴咽痛低热等；消化不良性亚健康，主要表现为食欲不振、有饥饿感却没有胃口、腹胀、嗳气、腹泻、便秘等症状；心肺功能低下性亚健康，表现为胸闷气短、胸痛、喜叹息、心悸、心律不齐、血压不稳，经各种检查排除器质性心肺等疾病；内分泌代谢紊乱性亚健康，主要表现为月经紊乱、痛经、轻度高血脂、高尿酸、糖耐量异常、性功能减低等症状。

（二）心理性亚健康状态

最为常见的心理性亚健康类型有：

1. 焦虑性亚健康

持续 3 个月以上的焦虑情绪，并且不满足焦虑症的诊断标准。焦虑情绪是一种缺乏具体指向的心理紧张和不愉快的情绪，主要表现为精神焦虑不安，急躁易怒，恐慌，可伴有失眠、恶梦及血压升高、心率增快、口干、多汗、肌肉紧张、手抖、尿频、腹泻等植物神经症状，也可因这些躯体不适而产生疑虑和忧郁。

2. 抑郁性亚健康

持续 3 个月以上的抑郁，并且不满足抑郁症的诊断标准。抑郁情绪是一种消极情绪，主要表现为情绪低落、抑郁寡欢、兴趣减低、悲观、冷漠、自我感觉很差和自责，还可以有失眠、食欲和性欲减低、记忆力下降、体重下降、兴趣丧失、缺乏活力等，有的甚至产生自杀欲念。

3. 恐惧或嫉妒性亚健康

持续 3 个月以上的恐惧情绪，并且不满足恐惧症的诊断标准。主要表现为恐惧胆怯等不良情绪，还有妒忌、神经质、疑虑、精神不振、记忆力减退、注意力不集中、失眠健忘、反应迟钝、想象力贫乏、情绪易激动、容易生气、爱钻牛角尖、过于在乎别人对自己的评价等。

4. 记忆力下降性亚健康

以持续 3 个月以上的近期记忆力下降，或不能集中注意力做事情为主要表现，且排除器质性疾病或非器质性精神类疾病者。

（三）社会交往性亚健康状态

社会交往性亚健康状态的特征是以持续 3 个月以上的人际交往频率减低或人际关系紧张等社会适应能力下降为主要表现。

1. 青少年社会交往亚健康

因家庭教养方式不良及个人心理发育等因素，导致社会适应困难，一旦离开家庭，独立生活能力差以及难以适应新的生活环境，处理不好人际关系。

2. 成年人社会交往亚健康

因为需要面对许多问题，如工作环境变换、处理复杂人际关系、家庭的建立、子女的养育、工作压力、知识更新等，容易陷入不良的情绪当中。

3. 老年人社会交往亚健康

因为调整不了退休后的生活内容，适应不了社会地位的改变，引起程度不同的心理障碍，容易使老年人感到孤独、苦闷、孤僻或是自怨自艾。

（四）道德性亚健康状态

持续 3 个月以上的道德问题，直接导致行为的偏差、失范和越轨，从而使人产生一种内心深处的不安、沮丧和自我评价降低的状态。

三、亚健康的检测与评价

（一）亚健康检测评价的基本原则

1. 亚健康检测的基本原则

（1）知常达变，系统评价

只有清楚人体健康状态的检测与评估标准，并以此作为参照，才有可能对亚健康状态的检测、分析与评估作出科学的结论。因此，健康检测、预测、预警技术与指标体系是研究人体亚健康状态评价体系的前提条件。健康检测不同于一般的查体看病，其更加注重健康状态及其变化的系统评价和整体分析判断。

（2）周期性检测与重点检测相结合

根据不同年龄、性别、职业的特点以及前次健康检测发现的主要问题制定不同的检测周期，对重点内容进行检测。如50岁以上的中老年人应每年做一次血管风险因子和肿瘤标志物检查，对乳腺癌高危人群应每半年进行一次检查。对于中老年人健康检测的重点是心脑血管病、肿瘤和认知功能状况，而青壮年人健康检测的重点是体质、体能测试，以及紧张、压力和疲劳程度评价。

（3）自我检测与客观查体相结合

根据对自我身体状况的了解及对疾病的认识，进行自我身体状况检测和到专门的健康检测中心或医院进行系统的健康查体。

2. 亚健康评价的基本原则

（1）对当前身心状态进行科学评价，界定健康水平

根据躯体、心理、社会、道德等多维度的健康标准，对健康检测得出的结果进行综合、全面、客观的评价。

（2）预测未来健康走向，对疾病风险进行分层预警

对健康走向的预测包括健康变化预测、亚健康发展预测以及疾病发生预测，其中最关键的是建立科学有效的健康预测技术和体系。疾病预警技术建立在健康检测、预测技术基础上，更强调针对性和方向性，其技术作用的重点是疾病的早期诊断和临床事件发生或复发风险的预警或提示。

（二）常用的亚健康检测和评价方法

亚健康检测与评价方法可以根据信息采集的来源分为主观检测评价和客观检测评价，也可以按照不同的理论体系指导分为西医学的检测评价方法和中医学的检测评价方法。随着时代的演进，虽然仍在中医学理论指导下，但是现代中医学者借鉴了现代科学的方法和手段，在健康检测和评价技术方面比传统中医学有所拓展。

1. 西医学亚健康检测方法

西医学亚健康检测从操作方法角度可分为临床检查、仪器辅助检查和实验辅助检查等。

（1）临床检查

包括症状、体征的检查，是通过交谈听取陈述，采集病史，了解各种症

状发生和发展的过程，联系其病理生理基础，并以医生的感官或借助于简单的工具进行体格检查，发现机体解剖结构或生理功能上的客观变化，最终得出诊断的印象或可能性诊断。

（2）仪器辅助检查

包括心电图、肺功能、内镜检查、放射线检测、核磁共振、超声波、红外线等检测技术。通过这些仪器设备的辅助检查，可以对人体内脏等组织器官进行诊察，发现或排除临床检查所不能发现的病变。

（3）实验辅助检查

是应用仪器、试剂及相应方法对标本进行检验，并做好质量控制，得出准确可靠的检验结果，供医学诊断参考。检验内容一般包括：①常规检验：如血常规、尿常规、大便常规以及体液、分泌物、排泄物等检验；②血液学检验：如血细胞计数、骨髓细胞学、贫血、血栓、止血以及输血等检验；③生化学检验：如氨基酸、蛋白质、肝功、肾功、血糖、血脂、钙磷骨代谢、水电解质平衡、临床酶学以及内分泌激素等检验；④免疫学检验：如体液免疫、细胞免疫、感染免疫、肿瘤免疫、自身免疫、移植免疫和细胞因子等；⑤病原学检验：如细菌感染、病毒感染、真菌感染、性传播疾病感染、寄生虫感染和医院感染等检验；⑥遗传病检验：如染色体病、基因突变等检验。

（4）亚健康量表

西医学大致将亚健康检测内容分为躯体亚健康、心理亚健康、社会亚健康等。其中躯体亚健康测量常用的评定量表有基本日常生活活动（ADL）评定方法及工具使用生活活动能力（IADL）评定方法；心理亚健康测量常用MIMPI、EPQ、IQ、SAS、HAMID 等量表；社会亚健康测量常用 SRS、SSQ、RAND、SAS 等量表。

（5）检测新技术

近几年新建立的亚健康检测技术有血管健康与心血管风险检测技术（包括颈动脉超声、血管弹性功能检测、血管内皮功能检测）、机体免疫状态检测技术、全息分析法、基本体质状况测评技术（包括体质测试、体能测试）、生物节律与睡眠质量测定、自主神经功能评价、超高倍显微分析、食物不耐受检测、人体热代谢等。以上技术大多是通过仪器辅助检查，对人体健康状态的某一方面，或从某个角度对人体健康状态进行评价。

2. 传统中医学亚健康检测方法

传统中医学辨别疾病、检测健康的主要方法是四诊。通过四诊采集丰富的信息，据此对人体的健康状态进行评价。

（1）问诊

医生通过向病人及其家属进行有步骤、有目的的询问，以求较全面地了解病情。患者对自身健康状况的主观评价、主观不适感觉及其发生经过等信息，通过问诊可以被很好地掌握。

（2）望诊

是医生通过视觉观察病情的一种方法。在司外揣内的临床思维指导下，人体的外部体征可以反映其内在健康状态，通过望诊可以很好地收集人体的外部体征。其具体内容包括望全身情况、望局部情况及舌诊等。

（3）闻诊

是指通过听声音、闻气味来诊察病情的方法。闻诊通常作为一种辅助诊法，但有时又能发挥极为关键的作用。其具体内容包括听取病人的声音、语言、呼吸、咳嗽等情况，并闻嗅其口气、体味及排泄物的气味。

（4）切诊

包括脉诊、按胸腹、触摸皮肤、肢体等。其中脉诊作为中医的特有诊法之一，为历代医家所重视。机体的气血、经络、脏腑的生理病理变化均能反映于脉象上。通过对脉位、脉率、脉形、脉势的把握，可以了解机体患病的病位、病性、邪正盛衰及病情预后等情况，并以此来检测和评价人体的健康状态。

3. 现代中医亚健康检测方法

随着科技进步，现代中医对健康的检测手段不断扩展。在中医理论指导下，各种仪器及量表的研发应用，极大地促进了中医对亚健康检测的量化和数字化。

（1）生物物理检测方法

在经络测量方面，国家科技成果有暨南大学研发的"中医经络状态系统测量仪"等，中国专利有邹斌、陈泰年研发的"基于穴位测量的人体健康状况检测系统"，东南大学研发的"用于人体经络的电子信息学测量装置"等。

在四诊测量方面，目前国内在科研领域应用的脉象仪、舌象仪及闻诊装置已经有数十种，部分仪器可实现一定程度的脏腑功能评价。整合多种中医诊断设备，可从不同角度测量人体的健康状态。北京中医药大学在脉象仪、舌象仪以及闻诊信息采集处理装置研制与应用的基础上，结合人机对话的问诊模块，研发出中医四诊合参辅助诊疗仪，可将望、闻、问、切四诊信息量化、数字化并合参应用，是目前国内唯一获得医药主管部门注册的中医四诊设备。

（2）量表测量方法

在量表研发方面，如亚健康中医证候测量量表、中医肝脏象情绪评定量表、中医健康状况量表、中医健康量表及不同疾病的中医生存质量量表等，都具有较好的信度和效度。

理想的亚健康量表应该是结合传统中医学的健康理论和西医学的健康量表，在新的健康概念指导下，设计出一份能够反映不同个体在生命过程中与其所处环境的身心和谐状态的健康状态测评量表。在量表设计好后进行大规模的人群试测，不断修订，以使其在内部一致性信度、重测信度、内容效度、结构效度、效标效度和反应性等方面的指标达到良好水平。根据量表内容得出健康指数，用于评估某一地区、某一人群、某一个体的健康总体情况。

（3）计算机模拟测量方法

通过对各种现代中医测量仪器及量表进行有效整合，可以构建中医健康状态计算机三维模型。此模型的构建应该包含健康状态的四个维度：①生理维度：反映人体的结构和功能的健康；②心理维度：反映个体情绪、情感及精神状况；③社会环境维度：反映个体在社会中扮演角色和履行任务的状态反应，及个体所处环境的卫生医疗水平等；④自然环境维度：反映个体所处自然环境对健康状态的影响及自然环境变化对个体健康状态的影响。

中医健康状态模型是按照一定的规则，把模型中的状态变量与人们所能感觉和观测到的表象联系在一起。由此，依据模型就可对人体在各种输入作用下不同的机体状态的输出进行预测，并依据输入输出间的对应关系，对模型进行验证和完善。其中，把人体输出中各种可感觉、可观测的量统称为人体内部状态的表象。

建立模型的具体步骤是：首先，扩充确定健康状态变量的状态区间所需观测的表象变量集合，引入一批特异性较高的客观指标。其次，通过统计分析和实验，确定这些可观测指标对应的健康状态变量的状态区间的意义。通过这一正一反的试验，可使健康状态变量和表象系统之间的对应更加精确。综合传统中医学和西医学的所有可利用的检测手段，在传统中医四诊体系的基础上，建立更精确、更客观、包括定性和定量分析的统一的可观测变量系统。并运用逻辑的、统计的和模糊数学的方法，使可观测变量与模型状态变量的对应关系更加准确。

第二节 偏颇体质与亚健康

亚健康是属于健康与疾病之间的一种"过渡状态"，与中医体质学中的偏颇体质状态有着十分相近的"亲缘"关系。体质从一定程度上反映了正气的盛衰状况，是亚健康发生与否和亚健康表现差异的根本原因。因此，偏颇体质是亚健康状态的形成背景，亚健康状态则是偏颇体质的表现特征和外显形式。偏颇体质影响亚健康的预后。

一、偏颇体质与亚健康的发生

亚健康的发生是疾病的起始阶段，标志着人体健康状态发生变化。致病因素作用于人体是否导致亚健康的发生，取决于邪正双方的力量对比。中医发病学认为，正气不足是发病的内在依据，邪气是发病的重要条件，病因在疾病的发生发展过程中虽然有着重要影响，但一般只起诱发、激化、加重疾病等作用，机体正气对疾病的发生发展大多起着主导作用，影响着疾病的性质、转归和预后。体质从一定程度上反映了正气的盛衰状况，是亚健康发生与否和亚健康表现差异的根本原因。

（一）体质与正气

正气是一身之气相对邪气时的称谓，泛指人体正常的生命物质和机能活动，以及基于此而产生的各种维护能力，包括自我调节、适应环境、抗病祛邪和康复自愈等能力，是人体生理功能状态的总称。正气的旺盛取决于两个基本条件，一是精气血津液等精微物质充沛；二是脏腑生理功能正常及相互协调。因此，其包括的范围十分广泛，精、神、津液、营卫气血、脏腑经络之气均属于正气的范畴，任何一种物质不足及功能低下均可以称之为正气不足。故正气实质上是人体精气血津液和脏腑经络等物质与功能状况的综合体现，是对整个人体生命物质及其功能的高度概括，正气的强弱是人体健康与否的决定因素。

体质是指人类个体在生命过程中禀受于先天，受后天影响，在其生长发育衰老过程中所形成的相对稳定的人体个性特征。它通过人体形态、机能和心理活动的差异性表现出来，脏腑经络和精气血津液是体质的生理学基础，体质实质上是因脏腑经络、精气血津液的盛衰偏颇而形成的个体特征。体质与正气均是精气血津液盛衰和脏腑经络结构与功能的反映。

体质在一定程度上反映了正气的盛衰偏颇。体质强者，抗邪、驱邪、调节、修复能力强，不易感邪发病；体质弱者，御邪抗病修复能力差，易感邪发病。然而正气作为对整个人体生命物质及其功能的高度概括，重在"能力"的差别，只有强弱之分，而无类型之别；而体质是对人体生命活动整体表现特征的概括，即对人身心特性的概括，重在"质"的差别，既有强弱之分，又有不同类型的划分。因此，体质不但决定了发病与否和修复、调节能力的强弱，还决定了发病的倾向性及疾病的病性、病位和病势。

（二）体质与病邪的易罹性

每一个个体具有不同的体质特点，其五脏的结构和功能之差异，精气血津液之盈亏，阴阳寒热之偏重，决定了个体处于不同的机能状态，从而对各种致病因素的反应性、亲和性、耐受性不同。

中医有"同气相求"的说法，即不同的体质类型容易感受相应的邪气，易患某种类型的疾病。清代医家吴德汉《医理辑要·锦囊觉后篇》云："要知易风为病者，表气素虚；易寒为病者，阳气素弱；易热为病者，阴气素衰；易伤食者，脾胃必亏；易劳伤者，中气必损。须知发病之日，即正气不足之时。"明确指出了体质的差异往往决定着个体对某些病邪的易感性。

痰湿之质易为湿邪所困和膏粱厚味所伤，气虚之质不耐外邪及劳倦所伤，气郁之质易为情志所伤。小儿脏腑娇嫩，形气未充，易感外邪，或为饮食所伤而发病；年高之人脏气已亏，精血不足，易感外邪发病，易为饮食情志所伤，不耐劳伤。

（三）体质与亚健康的发生

偏颇体质与亚健康有着内在紧密联系，亚健康的发生与否取决于体质对致病因素的反应程度。《灵枢·百病始生》曰："风雨寒热不得虚，邪不能独伤人，此必因虚邪之风，与其身形，两虚相得，乃客其形。"

体质是基于先天遗传和后天获得而在防御功能、代偿及修复功能等方面表现出的特征。来自内、外两方面的致病因素作用于某一体质状态的强度如果超出了这一体质所特有的防御功能、代偿及修复功能，使体内的自稳调节环境失于平衡，则对人体产生危害作用。如风雨寒热、喜怒忧思、饮食劳倦等内外因素都是常见的致病因素，当这些因素过于突然、激烈或持久时，则会对机体产生不良刺激，但能否发病取决于体质状态。同样的刺激，如果体质不同，其反应状态不同，有人会猝发急病或诱发宿疾，有人则平安健康；有人未达到引起发病的刺激量，但机体已造成损害，这种情况就是亚健康状态。所以，机体是否成为亚健康状态，不仅与刺激种类、刺激的质与量有关，更重要的是与机体体质有关。

二、偏颇体质与亚健康表现

偏颇体质的形成是机体具备先天基础，在某些后天因素作用下，产生了阴阳偏盛偏衰，或气血亏损，或气血瘀滞，或有某些病理性产物积聚，导致机体对某种致病因子有趋向性及易感性。亚健康状态是机体的阴阳气血偏离平衡，而偏离的程度和方向与每一个体的体质类型密切相关。所以偏颇体质是亚健康状态的形成背景，亚健康状态是偏颇体质的表现特征和外显形式，偏颇体质与亚健康状态密切相关。

《素问·三部九候论》说："必先度其肥瘦、骨肉、皮肤，能知其情，以为诊法也。"体质差异不仅是疾病易感性的物质基础，也对亚健康的形成起着主导作用。中医体质学认为，同一致病因素作用于人体，由于体质的不同，能够出现不同的症状。亚健康的表现可因体质不同而有差异。如气虚体质者平时有气短懒言、精神不振、疲乏无力、自汗等表现，如果处于亚健康状态，则以气虚的症状为主要表现；如为素体阴虚者，其亚健康状态有面潮红、烘热感、目干涩、口干咽燥、皮肤偏干等一系列症状；气郁体质者平时抑郁寡欢，容易紧张焦虑，情绪波动大，如果处于亚健康状态，则以焦虑、烦躁易怒、失眠为主要表现。因此，体质类型的不同决定了亚健康状态的表现不同。

三、偏颇体质与亚健康的辨析

体质是由先天遗传和后天获得所形成的在形态结构、生理功能和心理状态方面固有的、相对稳定的个体特性。亚健康是属于健康与疾病之间的一种"过渡状态"，虽然尚未达到疾病的临床诊断标准，但是体内已经出现病理性改变。

由于偏颇体质与亚健康状态的某些症状体征相似，容易使人们误认为偏颇体质就是亚健康状态，因此有必要对这两个医学术语进行辨析。兹将两者进行比较，详见表4-1。

表4-1　　　　　　　　　　　偏颇体质与亚健康的比较

比较点	偏颇体质	亚健康
学科属性	广义人类学范畴	广义健康医学范畴
形成时间	形成时间长，甚至与生俱来	形成时间短，与遗传关系不大
影响因素	遗传、年龄、生存环境、生活方式	生存环境、生活方式
稳定性	相对稳定	容易变化
可调性	调治需要较长时间	短期调治可以回归于健康状态
与人体生命过程的伴随关系	贯穿于个体的整个生命过程，非平和即偏颇	是某些人由健康向疾病的过渡状态，有一定的时间性
与疾病的关系	对某些致病因子有易感性，对某些疾病有易罹性，即使发生某些疾病，体质仍然存在并影响着疾病的传变和预后	是某些疾病的前期状态，一旦进入疾病阶段，就不属于亚健康状态

四、偏颇体质与亚健康预后

亚健康的预后是指预测亚健康的可能过程和结局。它既包括判断亚健康的特定后果（如康复或症状、体征等异常状况的出现），也包括提供时间线索，如预测某段时间内发生某种结局的可能性。

不同体质类型与亚健康进一步发展为某一疾病具有一定的趋同性，即不同体质类型与亚健康发展成的疾病高度相关。按照中医体质学理论，两人虽感同一种致病因子，同患一种疾病，但是由于患者体质类型不同，其反应状态就不同，例如阳虚体质亚健康状态人群的疾病发展趋势是逐步向阳虚证方向转归。这种疾病的转归演变要视个体内部阴阳的偏颇而定，亚健康状态的转归演变也同样遵循这一规律。这种易患倾向性是由于机体体质本身存在着阴阳寒热的偏差，以及气血阴阳盛衰的差别。机体内的这种偏差决定了机体对外界环境刺激的反应不同，亲和性、耐受性不同，实际上就是一种个体对环境的适应性、选择性。个体之所以存在这种对某些疾病的亲和性差异，是由于体质上的差异所致。

（一）体质偏颇程度影响亚健康预后

偏颇体质也有程度之分，其偏颇程度可以采用 2009 年中华中医药学会颁布的《中医体质分类与判定》标准进行测量，该标准可以对每一种体质类型打分，分数越高其体质的偏颇程度就越高。体质的偏颇程度会影响亚健康的结局，即向疾病方向进展或者向健康方面好转。比如气虚体质 A 的气虚转化分为 60，气虚体质 B 的气虚转化分为 40，那么 A 比 B 的气虚程度大，A 就比 B 更容易患与气虚相关的疾病，如反复感冒、脏器下垂等。同理，A 比 B 较难从亚健康状态恢复为健康状态。

（二）体质兼夹状况影响亚健康预后

兼夹体质是指同一机体同时具有两种以上体质特征的体质状态。兼夹体质普遍而广泛地存在于人群之中，是常见而普遍的体质现象。体质的兼夹状况提示体内阴阳气血津液功能状况的偏颇程度，同时也影响亚健康的预后。辨别体质的兼夹情况，对于预测亚健康者进一步发展为何种疾病具有一定的指向性，同时也能判断是否容易恢复为健康状态。如痰湿兼血瘀质的亚健康者比单纯的痰湿体质亚健康者更容易患心脑血管疾病；阴虚气郁质亚健康者容易患焦虑症，而气虚气郁质亚健康者容易患抑郁症。兼夹体质比单一体质者较难恢复为健康状态。

第五章　亚健康与中医体质辨识

随着医学模式和医学观念的转变，人们对健康与疾病的认识发生了深刻的变化，以"疾病"为中心的群体医学正逐渐转向以"人"为中心的个体医学。人体生命过程中的特殊规律以及人群中个体差异性受到越来越多的关注。尊重生命的特异性，根据体质特征寻找健康状态变化规律，通过体质辨识指导亚健康防治，顺应了当今医学发展趋势。同时，体质辨识在亚健康管理中也具有重要的应用价值。

第一节　体质辨识的原则与内容

中医学历来重视人的体质状态，在防病治病上，从具体的人出发，权衡干预措施，体现以人为本、因人制宜的思想。体质是指人的先天禀赋（含遗传）和后天生活相融合而形成的身心整体素质，体现于人的形态、结构、功能、心性、伦理和适应环境（自然和社会）的能力等方面。在人生的胎儿、童年、青少年、成年、中老年等阶段，它是相对稳定的，但又具有动态可变性和可调性。

中医体质辨识是以人的体质为认知对象，根据体质状态及不同体质类型的特性，把握其健康与疾病的整体要素与个体差异。在体质辨识基础上制定防治原则，选择相应的治疗、预防、养生方法，进行"因人制宜"的调理，可以有效干预亚健康状态。

一、辨体原则

对人的体质辨识必须遵循共同的原则，就是必须从整体观念出发，全面审查其神、色、形、态、舌、脉等体征及性格、饮食、二便等情况，结合中医辨体论治的实践经验进行综合分析。

（一）整体性原则

整体观是中医体质辨识强调整体审察的认识论基础。人体的外部结构与内部脏腑是有机关联的，整个人体又受到自然环境和社会环境的影响。中医体质辨识中的整体性原则，一方面要求利用望、闻、问、切的手段全面广泛地收集体质资料，而不能只看到局部的体质状况；另一方面是指从整体上进行多方面的考虑，并结合时、地、病的特殊性，对人体体质状态进行全面分析，综合判断。

（二）形神结合原则

神是机体生命活动的体现。形健则神旺，形衰则神惫，人的精神状态和面部气色常能显示出体质的强弱。"夫气由脏发，色随气华"（《四诊抉微》），神色是五脏气血盛衰的表现。

平和体质的人，五脏无偏胜，气血调和，阴平阳秘，必然精神健旺，气色明润，目光有神，言语响亮，耳听聪敏。而偏颇体质则有其不同的病理性气色。人体的形态结构与心理特征存在特异性的对应关系，一定的形态体貌必然对应一定的性格特点，只有全面观察，形神结合，才能对体质类型作出准确的判别。

（三）舌脉合参原则

诊察舌脉在分辨体质的差异性上有重要参考价值，如阳虚质多舌胖，血瘀质多舌紫等，因此要对舌的神、色、形、态以及苔色、苔质进行全面观察。

诊脉时应注意，身躯高大的人则脉的显现部位较长；矮小的人则脉的显现部位较短；瘦小的人脉常濡软；肥盛的人脉常沉细；阳盛质多见阳脉，阴盛质多见阴脉。

还须注意不同地理环境对脉象的影响。清·张璐《诊宗三昧》说:"江南之人,元气最薄,脉多不实……西北之人,惯拒风寒,素食煤火,内外坚固,所以脉多沉实……滇粤之人,恒受瘴热,惯食槟榔,表里疏豁,所以脉多微数,按之少实。"

此外,如年龄、性别、民族、先天禀赋、家族遗传、性格类型、饮食习惯、居住环境、工作情况、社会关系以及疾病因素等,均对体质有影响,常在舌脉上有所反映,在亚健康的体质辨识上应予注意。

二、辨体内容

人体的形态结构、生理功能和心理状态是构成体质的基本要素。一定的形态结构,必然表现为一定的生理功能,而伴随着形态结构、生理功能的变化,又会产生一定的心理过程和个性心理特征。认识与辨析体质,必须依据个体的肤色、形态、举止、饮食习惯、性格心理特征,以及对季节的适应性、对疾病的易感性等方面表现的特征。因此,辨体的内容通常包括以下几个方面。

(一) 辨形态结构特征

人体形态结构上的差异性是辨析个体体质的重要内容。人体的形态结构是生理功能和心理活动的基础,又是精气盛衰和代谢情况的客观表现,包括外部形态结构和内部形态结构。外部形态结构是由体表直接表现出的特性,是用感觉器官直接观测到的体质要素,包括体格、体型、姿势、营养状况等。内部形态结构包括脏腑、经络、精气血津液等,是体表直观性体质要素的决定因素,是决定其外显特征的内在基础。中医藏象学说认为,五脏与形体有着配属、表里关系,因而观察形体的强弱胖瘦,可以测知内脏的坚脆、气血的盛衰等。一般认为五脏强壮,外形也强壮。如骨骼粗大,胸廓宽厚,肌肉充实,皮肤润泽,举动灵活等,是强壮的征象,多见于强壮体质;骨骼细小,胸廓狭窄,肌肉瘦弱,皮肤枯燥,举动迟缓,反应迟钝等,是衰弱的表现,多见于虚弱体质。关于形态结构的辨析,中医主要通过望诊观察形态、体型、体态、头面、五官、躯干、四肢、皮肤、面色、毛发及舌象等,以了解个体的体质状况及体质差异。

（二）辨生理功能特征

人体生理功能上的差异性也是个体体质辨析的重要内容。因为体质是在遗传性和获得性的基础上表现出来的人体形态结构、生理功能和心理状态的综合的相对稳定的特征，而心理活动状态是在一定的形态结构和生理功能的基础上产生的。因此，体质首先是形态结构和功能活动的综合体。

形态结构是产生各种生理功能的基础，一定的形态结构必然表现为一定的生理功能，机体内部和外部的形态结构特点决定着其机能反应的形式和反应强度、频率等，决定着机体生理功能及对各种刺激反应的差异。人体的生理功能是内部形态结构完整性、协调性的反映，是脏腑经络及精气血津液盛衰的体现。机体对外界的反应和适应能力、自我调节能力、防病抗病能力、新陈代谢情况等，均是脏腑经络及精气血津液生理功能的体现。中医主要通过望目光、色泽、神情、体态，以及呼吸、舌象、脉象等，重点了解个体的精神意识、思维活动以及对外界的反应和适应能力、自我调节能力、防病抗病能力、新陈代谢情况等，从而可以判断机体各脏腑生理功能的个体差异性。如神志清楚，两目灵活，面色荣润，肌肉不削，动作自如，说明精充气足神旺，多见于平和体质；如精神不振，两目乏神，面色少华，肌肉松软，倦怠乏力，少气懒言，动作迟缓，说明精气不足，功能减退，多见于气虚体质或阳虚体质。

（三）辨心理特征

心理是指客观事物在大脑中的反映，是感觉、知觉、情感、记忆、思维、性格、能力等的总称，属于中医学"神"的范畴。"人有五脏化五气，以生喜怒悲忧恐"（《素问·阴阳应象大论》），神志活动的产生和维持有赖于内在脏腑的功能活动，以脏腑精气为物质基础，但脏腑精气藏于内而不能直接得以观察，精气显象于外可以形成相应的心理活动，使个体容易表现出相应的心理特征。

心理特征的差异主要表现为人格、气质、性格的差异。中医辨心理特征主要通过观察情绪倾向、感情色彩、认知速度、意志强弱、行为表现等方面，了解人体气质特点与人格倾向。如阴虚质的人多性情急躁、外向、好动，阳虚质的人性格多沉静内向，气郁质的人多内向不稳定、忧郁脆弱、敏感多疑等。

辨体的基本内容综合了形态结构、生理功能和心理特征三个方面，概括了构成体质的基本要素，也深刻把握了个体生命的本质特征，能对体质特点作出准确判断。如痰湿体质的人，形态结构表现为体形肥胖、腹部肥满松软；生理功能多见皮肤出油较多、多汗、汗黏、眼胞轻微浮肿、容易困倦、对梅雨季节和潮湿环境适应能力较差等；心理特点以温和稳重多见。

第二节 偏颇体质类型的辨识

辨析体质类型主要是依据不同体质在形态结构、生理功能及心理活动三个方面的特征，经过综合分析，将其进行分类的思维与实践过程。常见的与亚健康相关的中医体质类型主要有气虚质、阳虚质、阴虚质、痰湿质、湿热质、血瘀质、气郁质、特禀质。现将偏颇体质类型的辨识要素归纳如下。

一、气虚质

定义：由于一身之气不足，以气息低弱、脏腑功能状态低下为主要特征的体质状态。

成因：先天禀赋不足，后天失养，如孕育时父母体弱、早产、人工喂养不当、偏食、厌食，或因病后气亏、年老气弱等。

特征：①形体特征：肌肉松软。②心理特征：性格内向，情绪不稳定，胆小而不喜欢冒险。③常见表现：主项为：平素气短懒言，语声低怯，精神不振，肢体容易疲乏，易出汗，舌淡红、胖嫩、边有齿痕，脉象虚缓。副项为：面色萎黄或淡白，目光少神，口淡，唇色少华，毛发不泽，头晕，健忘，大便正常，或虽便秘但不结硬，或大便不成形，便后仍觉未尽，小便正常或偏多。④对外界环境适应能力：不耐受寒邪、风邪、暑邪。⑤发病倾向：平素体质虚弱，卫表不固，易患感冒；或病后抗病能力弱，易迁延不愈；易患内脏下垂、虚劳等病。

体质分析：由于一身之气不足，脏腑功能减退，故出现气短懒言，语声低怯，精神不振，目光少神；气虚不能推动营血上荣，则头晕，健忘，唇色少华，舌淡红；卫气虚弱，不能固护肤表，故易出汗；脾气亏虚，则口淡，肌肉松软，肢体疲乏，大便不成形，便后仍觉未尽；脾虚气血不充则舌胖嫩、边有齿痕；气血生化乏源，机体失养，则面色萎黄，毛发不泽；气虚推动无力，则便秘而不结硬；气化无权，水津直趋膀胱，则小便偏多；气虚鼓动血行之力不足，则脉象虚缓。气虚阳弱，故性格内向，情绪不稳定，胆小而不喜欢冒险；气虚卫外失固，故不耐受寒邪、风邪、暑邪，易患感冒；气虚升举无力，故多见内脏下垂、虚劳，或病后迁延不愈。

二、阳虚质

定义：由于阳气不足，失于温煦，以形寒肢冷等虚寒现象为主要特征的体质状态。

成因：先天不足，或后天失养。如孕育时父母体弱，或年长受孕，早产，或年老阳衰等。

特征：①形体特征：多形体白胖，肌肉松软。②心理特征：性格多沉静、内向。③常见表现：主项为：平素畏冷，手足不温，喜热饮食，精神不振，睡眠偏多，舌淡胖嫩边有齿痕，苔润，脉象沉迟。副项为：面色㿠白，目胞晦黯，口唇色淡，毛发易落，易出汗，大便溏薄，小便清长。④对外界环境适应能力：不耐受寒邪、耐夏不耐冬，易感湿邪。⑤发病倾向：发病多为寒证，或易从寒化，易病痰饮、肿胀、泄泻、阳痿。

体质分析：由于阳气亏虚，机体失却温煦，故形体白胖，肌肉松软，平素畏冷，手足不温，面色㿠白，目胞晦黯，口唇色淡；阳虚神失温养，则精神不振，睡眠偏多；阳气亏虚，肌腠不固，则毛发易落，易出汗；阳气不能蒸腾、气化水液，则见大便溏薄，小便清长，舌淡胖嫩边有齿痕，苔润；阳虚鼓动无力，则脉象沉迟；阳虚水湿不化，则口淡不渴；阳虚不能温化和蒸腾津液上承，则喜热饮食。阳虚阴盛，故性格沉静、内向，发病多为寒证，或易寒化，不耐受寒邪，耐夏不耐冬；阳虚失于温化，故易感湿邪，易病痰饮、肿胀、泄泻；阳虚易致阳弱，则多见阳痿。

三、阴虚质

定义：由于体内津液精血等阴液亏少，以阴虚内热等表现为主要特征的体质状态。

成因：先天不足，如孕育时父母体弱，或年长受孕、早产等，或后天失养，纵欲耗精，积劳阴亏，或曾患出血性疾病等。

特征：①形体特征：体形瘦长。②心理特征：性情急躁，外向好动，活泼。③常见表现：主项为：手足心热，平素易口燥咽干，鼻微干，口渴喜冷饮，大便干燥，舌红少津少苔。副项为：面色潮红，有烘热感，两目干涩，视物模糊，唇红微干，皮肤偏干，易生皱纹，眩晕耳鸣，睡眠差，小便短少，脉象细弦或数。④发病倾向：平素易患有阴亏燥热的病变，或病后易表现为阴亏症状。⑤对外界环境适应能力：平素不耐热邪，耐冬不耐夏，不耐受燥邪。

体质分析：阴液亏少，机体失却濡润滋养，故体形瘦长，平素易口燥咽干，鼻微干，大便干燥，小便短少，眩晕耳鸣，两目干涩，视物模糊，皮肤偏干，易生皱纹，舌少津少苔，脉细；由于阴不制阳，阳热之气相对偏旺而生内热，故表现为一派虚火内扰的证候，可见手足心热，口渴喜冷饮，面色潮红，有烘热感，唇红微干，睡眠差，舌红脉数等。

阴亏燥热内盛，故性情急躁，外向好动，活泼；阴虚失于滋润，故平素易患有阴亏燥热的病变，或病后易表现为阴亏症状，平素不耐热邪，耐冬不耐夏，不耐受燥邪。

四、痰湿质

定义：由于水液内停而痰湿凝聚，以黏滞重浊为主要特征的体质状态。

成因：先天遗传，或后天过食肥甘。

特征：①形体特征：体形肥胖，腹部肥满松软。②心理特征：性格偏温和，稳重恭谦，和达，多善于忍耐。③常见表现：主项为：面部皮肤油脂较多，多汗且黏，胸闷，痰多。副项为：面色黄胖而黯，眼胞微浮，容易困倦，平素舌体胖大，舌苔白腻，口黏腻或甜，身重不爽，脉滑，喜食肥甘，大便正常或不实，小便不多或微混。④发病倾向：易患消渴、中风、胸痹等。⑤对外界环境适应能力：对梅雨季节及潮湿环境适应能力差，易患湿证。

体质分析：痰湿泛于肌肤，则见体形肥胖，腹部肥满松软，面色黄胖而黯，眼胞微浮，面部皮肤油脂较多，多汗且黏；"肺为贮痰之器"，痰浊停肺，肺失宣降，则胸闷、痰多；"脾为生痰之源"，故痰湿质者多喜食肥甘；痰湿困脾，阻滞气机，困遏清阳，则容易困倦，身重不爽；痰浊上泛于口，则口黏腻或甜；脾湿内阻，运化失健，则大便不实，小便微混；水湿不运，则小便不多。舌体胖大，舌苔白腻，脉滑，为痰湿内阻之象。

痰湿内盛，阳气内困，不易升发，故性格偏温和，稳重恭谦，和达，多善于忍耐；痰湿内阻而易患消渴、中风、胸痹等；痰湿内盛，同气相求，故对梅雨季节及湿环境适应能力差，易患湿证。

五、湿热质

定义：以湿热内蕴为主要特征的体质状态。

成因：先天禀赋，或久居湿地，喜食肥甘，或长期饮酒，湿热内蕴。

特征：①形体特征：形体偏胖。②常见表现：主项为：平素面垢油光，易生痤疮粉刺，舌质偏红苔黄腻，容易口苦口干，身重困倦。副项为：心烦懈怠，眼筋红赤，大便燥结或黏滞，小便短赤，男易阴囊潮湿，女易带下量多，脉象多见滑数。③心理特征：性格多急躁易怒。④发病倾向：易患疮疖、黄疸等火热病证。⑤对外界环境适应能力：对湿环境或气温偏高，尤其夏末秋初湿热交蒸气候较难适应。

体质分析：湿热泛于肌肤，则见形体偏胖，平素面垢油光，易生痤疮粉刺；湿热郁蒸，胆气上溢，则口苦口干；湿热内阻，阳气被遏，则身重困倦；热灼血络，则眼筋红赤；热重于湿，则大便燥结；湿重于热，则大便黏滞；湿热循肝经下注，则阴囊潮湿，或带下量多。小便短赤，舌质偏红苔黄腻，脉象滑数，为湿热内蕴之象。

湿热郁于肝胆则性格急躁易怒，易患黄疸等火热病证；湿热郁于肌肤则易患疮疖；湿热内盛之体，则对湿环境或气温偏高，尤其夏末秋初湿热交蒸气候较难适应。

六、血瘀质

定义：体内有血液运行不畅的潜在倾向或瘀血内阻的病理基础，以血瘀表现为主要特征的体质状态。

成因：先天禀赋，或后天损伤，忧郁气滞，久病入络。

特征：①形体特征：瘦人居多。②心理特征：性格内郁，急躁易烦，健忘。③常见表现：主项为：平素面色晦黯，皮肤偏黯或色素沉着，容易出现瘀斑，易患疼痛，口唇黯淡或紫，舌质黯有瘀点或片状瘀斑，舌下静脉曲张，脉象细涩或结代。副项为：眼眶黯黑，鼻部黯滞，发易脱落，肌肤干或甲错，女性多见痛经、闭经，或经色紫黑有块，或崩漏。④发病倾向：易患出血、癥瘕、中风、胸痹等病。⑤对外界环境适应能力：不耐受风邪、寒邪。

体质分析：血行不畅，气血不能濡养机体，则形体消瘦，发易脱落，肌肤干或甲错；不通则痛，故易患疼痛，女性多见痛经；血行瘀滞，则血色变紫变黑而面色晦黯，皮肤偏黯，口唇黯淡或紫，眼眶黯黑，鼻部黯滞；脉络瘀阻，则见皮肤色素沉着，容易出现瘀斑，妇女闭经，舌质黯有点、片状瘀斑，舌下静脉曲张，脉象细涩或结代；血液瘀积不散而凝结成块，则见经色紫黑有块；血不循经而溢出脉外，则见崩漏。

瘀血内阻，气血不畅，故性格内郁，急躁易烦，健忘，不耐受风邪、寒邪；瘀血内阻，血不循经而外溢，则易患出血、中风；瘀血内阻则易患癥瘕、胸痹等病。

七、气郁质

定义：由于长期情志不畅、气机郁滞而形成的以性格内向不稳定、忧郁脆弱、敏感多疑为主要表现的体质状态。

成因：先天遗传，或因精神刺激，暴受惊恐，所欲不遂，忧郁思虑等。

特征：①形体特征：形体偏瘦。②心理特征：性格内向不稳定，忧郁脆弱，敏感多疑，③常见表现：主项为：平素忧郁面貌，神情多烦闷不乐。副项为：胸胁胀满，或走窜疼痛，多伴善太息，或嗳气呃逆，或咽间有异物感，或乳房胀痛，睡眠较差，食欲减退，惊悸怔忡，健忘，痰多，大便偏干，小便正常，舌淡红，苔薄白，脉象弦细。④发病倾向：易患郁证、脏躁、百合病、不寐、梅核气、惊恐等病。⑤对外界环境适应能力：对精神刺激适应能力较差，不喜欢阴雨天气。

体质分析：肝性喜条达而恶抑郁，长期情志不畅，肝失疏泄，故平素忧郁面貌，神情多烦闷不乐；气机郁滞，经气不利，故胸胁胀满，或走窜疼痛，多伴善太息，或乳房胀痛；肝气横逆犯胃，胃气上逆则见嗳气呃逆；肝气郁结，气不行津，津聚为痰，或气郁化火，灼津为痰，肝气夹痰循经上行，搏结于咽喉，故出现咽间有异物感，痰多；气机郁滞，脾胃纳运失司，故见食欲减退；肝藏魂，心藏神，气郁化火，热扰神魂，则睡眠较差，惊悸怔忡，健忘；气郁化火，耗伤气阴，则形体消瘦，大便偏干。舌淡红，苔薄白，脉象弦细，为气郁之象。

情志内郁不畅，故性格内向不稳定，忧郁脆弱，敏感多疑，易患郁证、脏躁、百合病、不寐、梅核气、惊恐等病，对精神刺激适应能力较差，不喜欢阴雨天气。

八、特禀质

定义：由于先天禀赋不足和禀赋遗传等因素造成的一种特殊体质。包括先天性、遗传性的生理缺陷与疾病，过敏反应等。

成因：先天禀赋不足、遗传等，或环境因素、药物因素等。

特征：①形体特征：无特殊，或有畸形，或有先天生理缺陷。②心理特征：因禀质特异情况而不同。③常见表现：遗传性疾病有垂直遗传、先天性、家族性特征；胎传性疾病为母体影响胎儿个体生长发育及相关疾病特征。④发病倾向：过敏体质者易药物过敏，易患花粉症；遗传疾病如血友病、先天愚型及中医所称"五迟"、"五软"、"解颅"等；胎传疾病如胎寒、胎热、胎惊、胎肥、胎弱等。⑤对外界环境适应能力：适应能力差，如过敏体质者对过敏季节适应能力差，易引发宿疾。

体质分析：由于先天禀赋不足、遗传等因素，或环境因素、药物因素等的不同影响，故特禀质的形体特征、心理特征、常见表现、发病倾向等方面存在诸多差异，病机各异。

第三节　体质状态的辨识

中医历来强调"天人合一"的思想，认为人处于自然、社会之中，由于各种因素的作用，就会表现出不同的生存状态。中医体质学所说的体质状态包括先天质禀、形色气脉、阴阳虚实、男女少长、奉养居处、地域差异等。辨体质状态有利于把握个体的生命特征，从而有针对性地进行调摄护理，以达到养生保健和防病治病的目的。

一、辨先天质禀

不同个体的特征具有不同遗传背景，先天禀赋的不同决定了个体体质的差异。《灵枢·寿夭刚柔》所谓"人之生也，有刚有柔，有弱有强，有短有长，有阴有阳"，即说明了体质差异与遗传的关系。

凡人之所生，必借阴阳之化育而赋命，父母有特殊嗜欲与疾病，多遗传于子女。因此须详细了解父母体质状态，或孕育及生产时的情况等，以便于掌握个体体质禀赋状态，也作为调理用药时的参考依据。

先天质禀包括遗传和胎传两种情况，如有家族遗传的疾病，或父母高龄导致的先天不足，或因母亲怀孕时体质出现异常，或在生产过程中出现的损伤，调理或治疗时要照顾先天禀赋情况，区别对待。如治疗遗传性疾病，首先应从调整亲代体质开始，防止疾病遗传；对胎传性疾病应在孕产时注意防范；先天禀赋薄弱者或补先天之肾，或取补脾以养后天，或在用药时不取峻猛耗竭之品；先天禀厚，能任削伐者，治病以祛邪为主，药宜峻猛，若用轻药，反不能效也。

二、辨形、色、气、脉

一定的体质状态，必然通过一定的表象反映其特定的信息，形、色、气、脉则是判断体质状态进而指导体质调理和治病用药的重要依据。不同体质，其形、色、气、脉等方面具有不同的表达特征。形包括形体胖瘦、肌肉坚松、皮肤苍嫩；色包括面之颜色、目之精采；气包括中气强弱；脉则包括盛、大、弦、软等。辨形、色、气、脉，就是根据体质状态的外在表现把握健康状态和疾病趋势。如形瘦面苍，中气不足而脉多弦者，每病多火；若见体丰肌厚，脉盛皮粗，食啖倍多者，平时少病，每病多重，邪蓄深久；如体丰色白，皮嫩肌松，脉大而软，食啖虽多，每生痰涎，气弱无精彩者，每病虽有热邪，用药不可过寒，以防阳气衰微。

三、辨体质阴阳虚实

邪气中人及传化多因人而异。同一致病因素，由于个体体质强弱差异，脏腑阴阳盛衰不一，性情刚柔有别，所见症状亦各有不同。因此，审察人体的阴阳虚实，因人施治，方可获效。如湿邪为患，阴盛体质者易致湿停为饮，阳盛体质者则易熬煎为痰。食积所伤，阳盛之体易从火化，阴盛之体则易从寒化。阳虚之体感受热邪，用清法不宜寒凉太过，以防阳脱；阴虚之体患肝气犯胃，用理气不宜过于香燥，以防耗伤胃津。同为七情所伤，刚躁者易重阳为狂，抑郁者易重阴为癫。

对于阴阳寒热错杂而一时难辨阴阳者，若详细了解其体质，能有助于指迷定向。如冬夏所苦、饮食喜恶、屎尿质色等等，从中甄别其人体质的阴阳，以掌握疾病发生趋势，从而注意防范，预为绸缪。如其人素体形寒易感，是为卫阳虚，必须注意扶助卫阳，以标本兼顾。如其人素体纳少便溏，是为中阳虚，必须注重补脾，使仓廪足，而后有力抗邪。如其人素体阴虚火旺，虽受凉于一时，可预测其化热之机先，须慎用劫阴化燥之品，而处处顾护其阴，此时掌握患者体质就有决定性意义。

四、辨男女之别

根据中医阴阳学说，男子属阳，女子属阴，气属阳，血属阴。男子以气为主，女子以血为主。男子脏腑功能较强，代谢旺盛；女子脏腑功能较弱，代谢偏低。女子性格一般多内向，多愁善感；男子性格外向，心胸开阔。男子用药剂量一般较重，且多峻猛；女子用药剂量多较轻，不宜峻烈。男子阳旺之体，要慎用大辛大热之品，以免助阳生火，若需助阳，必于阴中求阳，滋阴以助温阳；女子阴盛之体，要少用寒凉之物，若需养阴，必于阳中求阴，温阳以助补阴。

另外，妇女由于解剖结构上有胞宫，生理上有经、孕、产、乳等特点，与肾、肝、脾三脏及冲、任、督、带脉有密切联系。在病理上以月经失调、血崩、经闭、痛经、阴挺、乳癖、带下、癥瘕等为主要病症，治疗以疏肝健脾、调理气血为主。而男子在生理结构上有精室，主生精分泌精液，在生殖功能病变中以阳痿、阳强、遗精、早泄、淋浊、房劳、子痈、疝痛为主要病症，治疗上以补肾、疏肝为主。

五、辨年之少长

人体脏腑气血的盛衰与年龄密切相关，在生长、发育、壮盛以至衰老、死亡的过程中，脏腑气血由盛而衰，影响着人体生理功能，决定着人的体质。如小儿为"稚阴稚阳"之体，处于脏腑娇嫩状态；而到了老年阶段，脏腑生理功能减退则多转向虚弱状态。认识这些问题对指导养生保健及干预亚健康有重要意义。

小儿体质的生理特点是"稚阴稚阳"、"脏腑娇嫩，形气未充"，故应在养育过程中注意这些体质特点。如《医原》中说："小儿，春令也，木德也，花之苞，果之萼，稚阳未充，稚阴未长者也。稚阳未充，则肌肤疏薄，易于感触；稚阴未长，则脏腑柔嫩，易于传变，易于伤阴。故小儿病较大人尤重，尤当以存阴为第一义。夫存阴，非补阴之谓，凡辛燥升散、温燥苦涩消导，皆是耗伤阴液之药；往往阴液被伤，肝风内动，鼓痰上升，血不营筋，筋急拘挛，致成痉瘲。稚阳不充，忌用苦寒，以苦寒善伐生生之气，且苦能化燥，化燥则又伤阴，不独伐生生之气也。"

徐灵胎在《慎疾刍言·老人》中指出老年人的特点，一是老人为阳盛之体，注意补阴清火；二是老人气血不畅，外感宜当逐邪。书中指出："能长年者，必有独盛之处。阳独盛者，当补其阴；阴独盛者，当益其阳。然阴盛者，十之一二；阳盛者，十之八九。而阳之太盛者，不独当补阴，并宜清火以保其阴。"又说："盖老年气血不甚流利，岂堪补住其邪，以与气血为难，故治老人之有外感者，总与壮年一例，或实见其有虚弱之处，则用轻淡之品，而量为补托。"

总之，年之少长不同，体质各有特点，年少者稚阴稚阳，不可克伐，忌用苦寒、温燥，以存阴为第一要旨；年老者阳盛之体，不宜温补，当以补阴为主，兼予清火。

六、辨体质奉养居处之异

生活条件及饮食结构对体质的形成有重要影响，膏粱厚味、养尊处优与饮食粗粝、居处艰苦的人身体状况及易罹疾病当有所不同，历代医家对此均十分重视。《儒门事亲·疟》中说："贫贱刍荛之人病疟，以饮食疏粝，衣服寒薄，劳力动作，不可与膏粱之人同法而治。"

清·吴达在《医学求是·膏粱藜藿病体不同论》中说："藜藿之体，惯蒙霜露，皮毛厚密，故偶感风寒，卒不易病，而病则必重，所谓表实也，其里虚者，亦非谓本体虚弱，乃平居饮食粗粝，肠胃枯涩，观于食力之夫，食倍于人，卒又易馁，其明征也。故膏粱之体，遇外感经病，宜用轻清解表，不得过用猛烈；若治内伤，宜寓扫除之法，脏腑柔脆，峻攻固所不宜，而浪投滋补，尤易误事。藜藿之体，遇外感经病，发表宜重宜猛，若用轻清，因循贻误；内伤病，消导攻伐之品，极宜慎用，遇宜补者，投以补剂，其效尤速。"

所以，辨体调理要重视其人的社会地位、经济条件、职业、家庭状况、人际关系等，采取相应的法则。奉养优劣、生活居处、社会环境的变动，往往直接导致脏腑气血的变化，进而影响精神情志活动。若因奉养居处不当而引发身心疾病，须注意形神兼调。

七、辨地域体质

辨地域体质,即所谓因地因人制宜,是指生活在不同地域及地理环境中的人,其体质状态有所不同。如《素问·五常政大论》曰:"是以地有高下,气有温凉,高者气寒,下者气热,故适寒凉者胀,之温热者疮,下之则胀已,汗之则疮已。"人们生活在不同的地理环境条件下,受着不同水土性质、气候类型、生活习惯等影响而形成了不同体质,如我国南方多湿热,北方多寒燥,东部沿海为海洋性气候,西部内地为大陆气候,因此西北方人形体多壮实,腠理致密;东南方人体质多柔弱,腠理偏疏松。正如清·王燕昌在《医药·四方之人证治不同》中所言:"四方风土各异,人之禀受亦殊。"

辨地域体质强调养生防病必须先别方土,这是由于不同地域在自然环境和生活习惯上各不相同,对体质亦产生不同影响。然同一方土之人,禀赋亦有差异,不可只认方土,而忽略禀赋等其他引起体质差异的因素,务要辨别其孰轻孰重、宜补宜泻、可寒可温,不得一概以南补北泻而论。

第四节　体质辨识的工具

辨析体质类型需要科学评价体质和能对其进行科学分类的测量工具。王琦带领体质研究课题组在"体质可分论"和九种基本中医体质分类的基础上,开发了适用的测量工具。

基于"体质可分论",以平和质、气虚质、阳虚质、阴虚质、痰湿质、湿热质、血瘀质、气郁质、特禀质九种基本中医体质类型为概念框架,按照量表开发的科学程序和方法,体质研究课题组编制了评价中医体质类型的标准化测量工具——中医体质量表。进而在中医体质量表的基础上,制定了中医体质分类与判定标准,为体质辨识提供了科学的适于自评的测量工具。

一、中医体质量表和中医体质分类判定标准

(一)中医体质量表

编制中医体质量表的目的,是应用量表测评的方法,对中医体质类型进

行科学评价和量化分类，对被测者做出体质分类或体质类型的倾向性评价。为此，体质研究课题组将编制量表的原则确定为：

①量表按照中医体质理论和中医体质类型设计，量表内容力求符合中医体质类型的内涵。

②量表的条目代表性好，独立性强，敏感性高。

③量表适宜于自评（因文化程度等原因无法自评时，由测试者逐条定式询问记录），易于理解。

④采用标准化计分方式，易于操作。

⑤量表应具有一定的信度、效度等心理测量工具的特点。

在这一原则指导下，自 2004 年 3 月始，经过 2 年多的时间，按照确定研究目的→体质类型概念框架的建立→条目的收集和条目库的形成→条目的精选→问题的形成→多次预调查以及调查和测评的过程，从充分体现中医体质类型内涵入手，以中医体质理论为指导，严格按照量表编制的方法和程序，编制了由平和质、气虚质、阳虚质、阴虚质、痰湿质、湿热质、血瘀质、气郁质、特禀质 9 个亚量表（平和质之外的 8 种体质为偏颇体质）构成的 60 个条目的自我评价形式的中医体质量表。中医体质量表的编制过程见图 5 - 1。

量表的性能直接影响测量质量。因此，在编制量表的时候，必须要在计量心理学方面对"量表把要测定的概念适当地测量了吗（效度）？""正确地测量了吗（信度）？"进行量表性能的评价。

信度是指量表或测验的可靠性和稳定性，用信度系数表示，系数越大说明一致性越高，量表测试结果越可靠。重测信度是指假定被测者状况不变，采用同一量表测试两次，结果间应该存在一致性。若再现性相关系数 >0.6，说明重测信度较好；若再现性相关系数 >0.75 则极好。内部一致性系数是指评定量表内部条目的一致性，可以提供同一领域各个条目之间的相似性信息，是检验量表跨指标的一致性。一般以 Cronbach's α 系数进行亚量表内部一致性的评价，若 α 系数为 0.7 以上可判断亚量表内条目有充分的一致性。

体质研究课题组通过 2387 例中 130 例完成再调查的数据分析显示，9 个亚量表重测信度为 0.77 ~ 0.90，表明中医体质量表重测信度良好。2387 例调查数据分析表明，Cronbach's α 系数均为 0.7 以上，说明亚量表各条目所测内容具有同源性，可判断有充分的内部一致性。

效度指测量的正确性，即量表或测验能够测出其所要测量东西的程度。效标效度指一个量表对处于特定环境中的个体行为进行预测的有效性。检验

```
┌──────────────────────────┐        ┌──────────────────────────┐
│ 专题小组访谈，检索文献资料 │◄───────│ ·体质类型的界定           │
│ 建立条目库(103条)         │        │ ·体质类型概念内涵的确立   │
└──────────────────────────┘        │ ·量表编制原则的确定       │
            │                       │ ·2004年3月                │
            ▼                       └──────────────────────────┘
┌──────────────────────────┐
│ 78条目量表的初步形成       │
└──────────────────────────┘        ┌──────────────────────────┐
            │                       │ ·13人的访谈               │
            │                       │ ·2004年4月                │
            ▼                       │ ·质的评价，文字修改        │
┌──────────────────────────┐        └──────────────────────────┘
│ 69条目的量表              │
└──────────────────────────┘        ┌──────────────────────────┐
            │                       │ ·14人的专家讨论           │
            │                       │ ·2004年5月                │
            ▼                       │ ·再次质的评价，文字修改    │
┌──────────────────────────┐        └──────────────────────────┘
│ 67条目的量表              │
└──────────────────────────┘        ┌──────────────────────────┐
            │                       │ ·429人的调查              │
            │                       │ ·2004年5月                │
            ▼                       │ ·云南和北京地区           │
┌──────────────────────────┐        │ ·条目分析                 │
│ 66条目的量表              │        └──────────────────────────┘
└──────────────────────────┘        ┌──────────────────────────┐
            │                       │ ·458人的调查              │
            │                       │ ·2004年9月~2005年3月      │
            ▼                       │ ·北京地区                 │
┌──────────────────────────┐        │ ·条目分析，修改           │
│ 60条目量表形成            │        │ ·性能评价（筛选后的60条目）│
└──────────────────────────┘        └──────────────────────────┘
            │                       ┌──────────────────────────┐
            │                       │ ·2005年6月,北京地区166人  │
            │                       │ ·2005年12月~2006年3月,江  │
            ▼                       │  苏、甘肃、青海、福建、江西 │
┌──────────────────────────┐        │  和吉林、北京、河南等省市的 │
│ 60条目量表的完成          │        │  2230人                   │
└──────────────────────────┘        │ ·再次性能评价             │
                                    └──────────────────────────┘
```

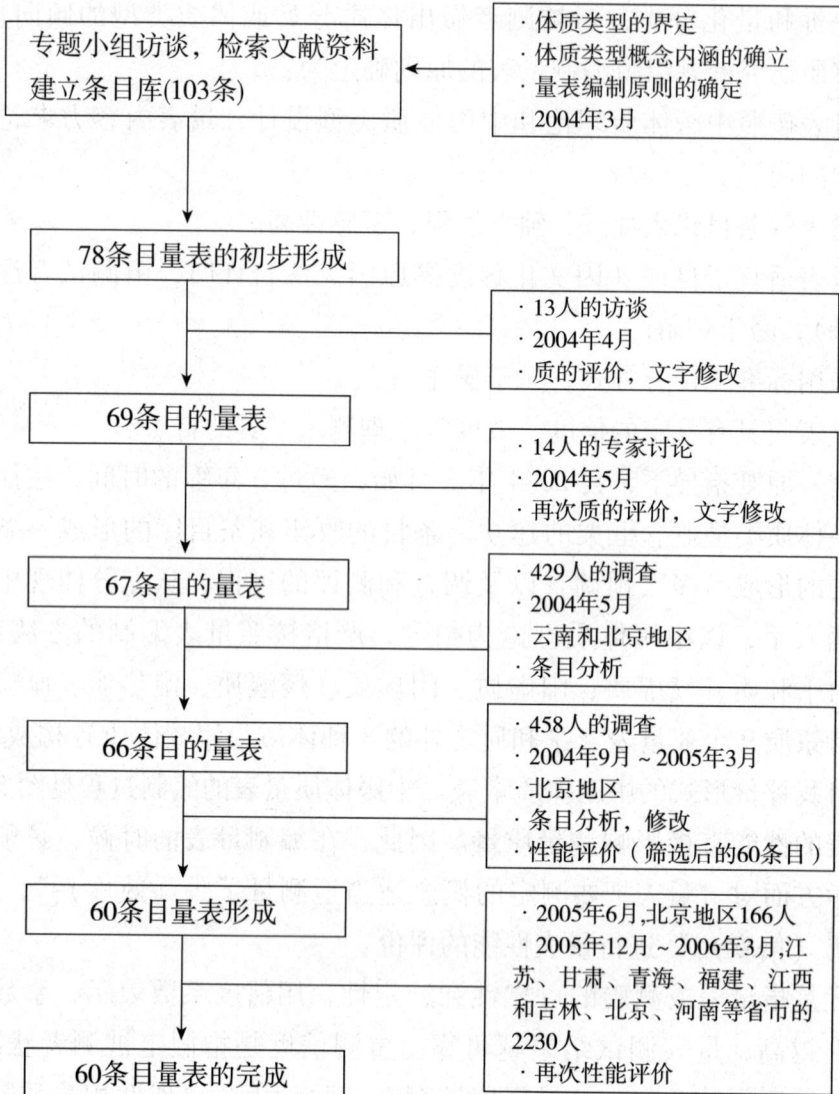

图 5 - 1　中医体质量表编制过程

效标效度一般是将量表评定结果与某一标准行为（即效标）进行相关检验，用反映测量量表得分与效标得分之间的相关系数来表示。考虑到体质是个体生命过程中在先天遗传和后天获得的基础上表现出的形态结构、生理功能和心理状态方面综合的相对稳定的特质；而生活质量的概念内涵主要包括生理、心理、社会、环境等方面的内容，与体质的概念有相通之处，而且体质类型的评价又无金标准，所以，体质研究课题组以简明健康状况调查问卷 SF－36 作为效标，进行效标效度的考评。

2387 例中医体质量表与健康状况调查问卷 SF－36 的效标效度研究结果

为：平和质得分与 SF－36 的总分为 0.58 的正相关，各偏颇体质类型得分与 SF－36 的总分是 －0.54 ～ －0.38 的负相关。对于区分效度评价，将调查对象按体质指数（Body Mass Index，BMI）分为肥胖者组和非肥胖者组，中医体质量表各亚量表得分的比较分析结果显示：痰湿质、气虚质、阳虚质得分的均数差经统计检验有显著意义。肥胖者组痰湿质（$P < 0.001$）、气虚质（$P < 0.01$）得分明显高于非肥胖者组，与中医"肥人多痰"、"人之肥者气必虚"的理论是相符的。非肥胖者组阳虚质（$P < 0.05$）得分明显高于肥胖者组，说明阳虚质在非肥胖者组多见。研究结果表明中医体质量表可以有效地判别不同的中医体质类型，具有较好的区分效度。

中医体质量表 9 个亚量表中的 2 个亚量表（痰湿质亚量表和气郁质亚量表）显示于表 5－1 和表 5－2。量表各个条目是从没有、偶尔、有时、经常、总是 5 段（1～5）的 Likert 尺度中选择适合的答案，各个条目是 1～5 的 5 段计分法。其中部分条目分别属于两种体质类型，如"疲乏"正向计分时为气虚质的条目，反向计分时为平和质的条目。各个亚量表是先计算原始分数，即：原始分数＝每个条目分值相加；计算原始分数后再换算为转化分数，转化分数 ＝（实际得分 － 该亚量表可能的最低得分）/该亚量表可能的最高得分与最低得分之差×100，各亚量表转化分数为 0～100 分。

总体来说，中医体质量表突出了如下特点：

①量表从充分体现中医体质类型内涵入手，在中医体质理论指导下，从体质内涵包括的形体特征、心理特征、病理反应状态、发病倾向、适应能力等方面，提取出易于自评的有代表性的条目形成，保证了量表结构的合理性、内容的完整性、条目的代表性，可以说是一个有充分依据的体质量表。

表 5 –1	痰湿质亚量表				
请根据近一年的体验和感觉回答以下问题	没有（根本不）	很少（有一点）	有时（有些）	经常（相当）	总是（非常）
（1）您感到胸闷或腹部胀满吗？	1	2	3	4	5
（2）您感到身体沉重不轻松或不爽快吗？	1	2	3	4	5
（3）您腹部肥满松软吗？	1	2	3	4	5

请根据近一年的体验和感觉回答以下问题	没有（根本不）	很少（有一点）	有时（有些）	经常（相当）	总是（非常）
（4）您容易出黏汗（汗出黏腻不爽）吗？	1	2	3	4	5
（5）您上眼睑比别人肿（上眼睑有轻微隆起的现象）吗？	1	2	3	4	5
（6）您嘴里有黏黏的感觉吗？	1	2	3	4	5
（7）您平素痰多吗？特别是平时常感到咽喉部有痰块吗？	1	2	3	4	5
（8）您舌苔厚腻吗？或您有舌苔厚厚的感觉吗？	1	2	3	4	5

②在填写方式上以自评为主，避免了医生判断的主观性。因文化程度较低等原因无法自评时，可由测试者逐条询问，由被测者按自己的主观感受和标准进行评价。

③量表采用标准化计分方式，将被测者的主观信息进行量化评分，易于操作，便于比较，既能对个体的体质倾向性进行判定，又能对人群的体质分布情况做出评价。而且，量表对评价指标的理论假设具有一定的全面性、科学性，研究的步骤和构想比较客观、合理，量表的实用性、再现性、亚量表内部一致性的性能评价获得了良好的结果。另外，与简明健康状况调查问卷比较也呈示了效标效度。因此，可认为中医体质量表作为中医体质分类的一个指标应用是可行的，是一个适宜的测量工具，能够在一定程度上对人群以及个体的体质进行量化评价。

表 5 - 2　　　　　　　　　　气郁质亚量表

请根据近一年的体验和感觉回答以下问题	没有（根本不）	很少（有一点）	有时（有些）	经常（相当）	总是（非常）
（1）您感到闷闷不乐、情绪低沉吗？	1	2	3	4	5
（2）您容易精神紧张、焦虑不安吗？	1	2	3	4	5

续　表

请根据近一年的体验和感觉回答以下问题	没有（根本不）	很少（有一点）	有时（有些）	经常（相当）	总是（非常）
(3) 您多愁善感、感情脆弱吗？	1	2	3	4	5
(4) 您容易感到害怕或受到惊吓吗？	1	2	3	4	5
(5) 您胁肋部或乳房胀痛吗？	1	2	3	4	5
(6) 您无缘无故叹气吗？	1	2	3	4	5
(7) 您有咽喉部异物堵塞感吗？	1	2	3	4	5

（二）中医体质分类判定标准

基于中医体质量表科学评价结果，经专家多次论证、大样本流行病学调查和统计分析，制定了《中医体质分类与判定》标准，将平和质的判定结果分为"是"、"基本是"和"否"，将偏颇体质的判定结果分为"是"、"倾向是"和"否"。具体来说，各体质类型的判定是依据中医体质量表计分结果的转化分数进行。平和质的判定标准：8种偏颇体质转化分均<30分，且平和质转化分≥60分时，判定为"是"；8种偏颇体质转化分均<40分，且平和质转化分≥60分时，判定为"基本是"；否则判定为"否"。8种偏颇体质的判定标准：偏颇体质转化分≥40分，判定为"是"；偏颇体质转化分为30~39分，判定为"倾向是"；偏颇体质转化分<30分，判定为"否"。

二、兼夹体质判定的雷达图

兼夹体质是指同一机体同时具有两种以上体质特征的体质状态。在实际生活与医疗实践中，虽然可以发现较为典型的某种体质，但多数人的体质特征是不典型的。现实中平和质人数并不太多，而同时具备两种或两种以上体质特征——兼夹体质者为多，即多数情况下人们所显现出的是兼夹体质。而在众多的体质问题中，有关兼夹体质一直未能有较好的综合判定方法。因此，建立科学而可行的方法判定兼夹体质具有重要意义。

雷达图（Radar Chart）是一种能对多变量资料进行综合分析的图形，是一种数据表征的技术，适合在二维平面上直观形象地反映多个指标的变动规律。

具体制作方法为：若有 N 个维度的评价指标，则将整个圆（360°）作 N 等分，每个等分位置划一条半径，构造成 N 个数轴。然后，在每一单向轴（每个评价指标）上根据水平级数进行等分（如五分制、百分制等）。对每个样本来说，分别将 N 个观察值点映射到相应轴的位置上去，连接起来就成了这个样本的雷达图。在兼夹体质判断中，需要对多种信息进行综合分析，做出体质的辨析。雷达图可用作多指标的数量比较和描述，故雷达图的使用对兼夹体质的判定具有重要价值。

兼夹体质判定的雷达图分析方法：

（1）应用体质研究课题组开发的中医体质量表对个体进行调查，计算出平和质、气虚质、阳虚质、阴虚质、痰湿质、湿热质、血瘀质、气郁质、特禀质 9 种体质类型的得分。

（2）根据《中医体质分类与判定》标准判定个体体质类型是属于平和体质还是偏颇体质。

（3）如判定为偏颇体质，进一步应用雷达图帮助我们直观地表征其气虚质、阳虚质、阴虚质、痰湿质、湿热质、血瘀质、气郁质、特禀质 8 个亚量表指标和相应的得分水平。在雷达图轴向上，偏颇体质倾向较强者具有较长的射线段。图 5-2 就是描述了两个不同个体在 8 种偏颇体质的分析中表现出来的总体情况。

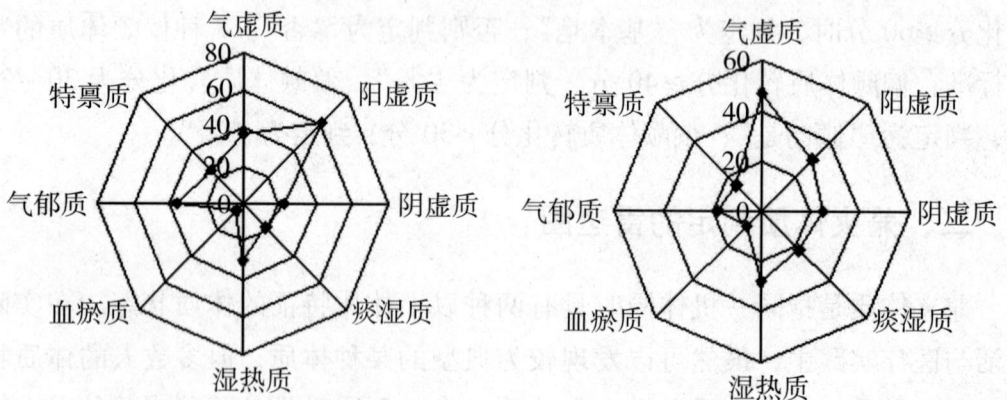

图 5-2 中医体质类型得分雷达图

上述体质辨识工具——中医体质量表、中医体质分类与判定标准、兼夹体质判定的雷达图等，对于个体体质类型的辨识具有较强的可操作性。而且，对于研究一般人群的中医体质分布规律、不同人群体质类型的分布特征、体质与疾病的相关性、辨体论治等，提供了标准化的测量方法和工具，具有广泛而重要的实用价值。

第五节 体质辨识在亚健康人群中的应用

公共卫生是通过评价、政策发展和保障措施来预防疾病、延长人寿命和促进人的身心健康的一门科学和艺术。发展公共卫生服务已成为我国医疗体制改革的重要内容。中医药在历史上为我国公共卫生事业做出了重要贡献，从《黄帝内经》"上工不治已病治未病"的未病先防、既病防变的学术思想到人痘接种术的发明，从20世纪60年代白虎汤加减治疗流脑、70年代青蒿素的发现到2003年中医药抗击非典，中医药在公共卫生实践中的作用越来越得到重视。卫生部2009年10月10日颁布《国家基本公共卫生服务规范（2009年版）》，在"城乡居民健康档案管理服务规范"中纳入中医体质辨识，是唯一一项中医体检内容。中医药首次进入国家公共卫生体系，首期计划建立3亿份健康档案。卫生部副部长王国强在2011年4月22日召开的中国工程院"健康医学与个体化诊疗"学术研讨会上再次指出："中医药要积极参加公共卫生服务，但目前还缺少有效的途径，王琦教授开创的体质辨识方法为中医药服务公共卫生做出了贡献。"

一、体质辨识在公共卫生服务中的应用概况

以体质辨识为中医特色的体检服务机构已经涵盖了除西藏以外的30个省（自治区、直辖市），以及香港地区。体质辨识的受益人群涉及普通民众、慢性病者、亚健康者、军人、孕产妇及婴幼儿。据不完全统计，到目前为止，全国已有10余万人进行了体质辨识或建立了体质辨识档案。

1. 体质辨识受到全国各级政府的重视

北京市在2010年中医药工作会议上强调，社区居民健康档案要100%加入中医体质辨识内容。山东省青岛市于2011年6月2日正式启动全市中医体质量化辨识与调养指导公共卫生服务项目，在全国率先试点将中医体质量化辨识与调养指导纳入公共卫生服务项目，已覆盖17万人群。山东省宁阳县为充分发挥中医药在基本公共卫生服务中的作用，高度重视中医体质辨识工作，特制定了《宁阳县开展中医体质辨识项目工作实施方案》，从2011年开始，

全县对 55 岁以上的 60% 的常住居民提供中医体质辨识，指导居民根据不同体质开展预防保健工作，并在居民健康档案中予以记录。该县争取 3 年内为常住居民提供中医体质辨识服务的比率达到 100%。此外，将中医体质辨识纳入政府基本公共卫生服务的市（县）还有：浙江杭州、慈溪，河北石家庄，吉林长春，广东佛山，江苏盐城等。

2. 体质辨识开展的范围辐射港台及海外

香港东华三院开设"上医馆"，开展体质辨识门诊。台湾地区也开展了体质辨识，特别对气郁体质进行了专门研究。体质研究课题组与日本富山大学、富山国际传统医学中心合作，开发日文版中医体质量表，性能评价良好。体质研究课题组与韩国韩医学研究院进行中韩体质学术交流，将体质辨识的理念与方法传播到海外。

3. 体质辨识知识的普及

在国家中医药管理局与卫生部、中国人民解放军总后勤部卫生部、教育部、科技部联合主办的"中国中医药展"上宣传展示了体质辨识相关理论知识，有 5 万余名卫生工作者、教育工作者、科技工作者及学生参观了展览。《人民日报》《光明日报》《健康报》《中国中医药报》《北京青年报》《北京晚报》以及人民网、搜狐网、中央电视台、北京电视台等对体质辨识与养生保健进行了深入宣传，产生了广泛的社会影响。

二、体质辨识应用于亚健康的现状

（一）亚健康人群的体质特征

目前有学者对亚健康人群体质特征进行了相关研究。徐学功等进行了 10440 例亚健康人群的体质分析，发现排在前三位的体质类型是气虚质、痰湿质和阳虚质，兼夹体质现象普遍存在，以气虚质最容易出现兼夹情况。杨志敏等分析了 838 例亚健康人群，排在前三位的体质类型是阳虚质、气虚质和阴虚质，亚健康状态以 30～39 岁年龄段、高学历、脑力劳动者为高发人群，以疲劳、失眠、疼痛为常见状态，该人群长期在室内工作，缺乏必要的运动，加之思虑过度，暗耗心血，脾气不旺，正气渐虚，遂使原来的平和体质逐步向气虚体质转化。气虚日久则损及阳，加之长期熬夜，常在空调环境工作，日益耗损阳气，体质容易向阳虚质转变。气虚与阳虚所表现出来的疲倦乏力、易感冒、畏寒肢冷也与亚健康状态的主要不适症状吻合。因此，运用中医方法进行预防性干预时，应根据其体质特征多为阳虚质、气虚质而采用相应的调整措施。王国玮等研究发现气虚质、湿热质、气郁质是形成亚健康状态的危险因素。

为了研究亚健康亚型的体质特征，王琦等调查了 2519 例亚健康人群，发现疼痛型亚健康与平和质负相关，与阳虚质、湿热质、血瘀质正相关；早衰型亚健康与平和质负相关，与阳虚质、痰湿质正相关；疲劳型亚健康与平和质负相关，与气虚质、湿热质、气郁质正相关；心理型亚健康与平和质负相关，与气虚质、阴虚质、气郁质正相关。史周华等调查了 1350 例济南市城镇居民，发现亚健康状态与阳虚质、阴虚质、气郁质正相关，与平和质负相关；躯体型亚健康与阳虚质、阴虚质、气虚质、气郁质正相关，与平和质负相关；心理型亚健康与阳虚质、痰湿质、气郁质正相关；社会适应型亚健康与阴虚质、气郁质正相关。欧爱华等对 2748 例亚健康人群进行了体质调查，发现亚健康状态三分型中，躯体亚健康与阳虚质、阴虚质对应，心理亚健康与气虚质、血瘀质对应，社会适应亚健康与平和质对应。亚健康状态七分类中，疲劳亚健康与气虚质、痰湿质对应；失眠亚健康与阳虚质对应；焦虑亚健康与气郁质对应；健忘亚健康与平和质、特禀质对应；抑郁亚健康与气郁质对应；便秘亚健康与阴虚质对应。这些研究结果为亚健康的辨体防治提供了有益的借鉴。

（二）亚健康人群的管理

亚健康人群处于一种欲病状态，对其进行体质辨识，有助于指导健康管理的开展。在国家中医药管理局确定的全国 103 家"治未病"中心，均建立了体质辨识中心、体质调养方案。

广东省中医院成立了全国第一家治未病中心，涵盖体质辨识中心，成立至今已进行了 40000 余人次体质辨识，并给予保健和干预。浙江省中医院体质辨识中心已对 5000 余人进行了体质辨识，将中医体质辨识与医学体检和生物医学工程技术动态监测等手段相结合，对受检者健康状况进行个性化评估，提供具有中医特色的辨识体检结论和报告，建立受检者个性化的档案，定期跟踪，开展四季养生、冬病夏治研究，并在冬令进补季节，根据 9 种体质研制出辨体调理膏进行干预，收到了很好的经济效益和社会效益，开拓了中医院的健康服务市场。江西省中医院将体质辨识纳入中医体检中，为医院带来了可观的经济收入。山东省泰安市中医医院开展了老干部健康管理，通过体质辨识进行个体化健康指导，其中男性以气虚质、血瘀质多见，女性以气虚质、阴虚质多见，调养一年后偏颇体质得分下降了 2~5 分，与调养前相比差异具有统计学意义（$P<0.05$），体质得到改善。

依托于医院的亚健康管理受众有限，大部分亚健康人群是散在的。因此，体质辨识进社区、进家庭是实现亚健康人群自我健康管理的主要途径。上海市长宁区作为全国"治未病"健康工程试点区，已有 2 家中医特色医院、10 家社区卫生服务中心、13 个社区卫生服务站，分别成立了"治未病"中心、分中心和服务站，已基本形成覆盖全区的中医预防保健服务网络。到目前为止，为辖区居民建立体质辨识档案 70000 余份。北新泾社区卫生服务中心为社区居民进行体质辨识，提供个体化的健康调养方案。运行以来效果初显，慢病率降低，如糖尿病并发症干预达到未发生率 97.8%，全市领先。"治未病"让居民就医费用下降，门诊均次费从 114 元下降到 106.80 元。

2011 年国家中医药管理局又在全国 74 个区、县启动中医药公共卫生服务试点（覆盖人群约 6287 万人）。上海浦东新区卫生局宣布，在原有 10 个"中医治未病"社区试点基础上，打造全国首家"中医疾病控制中心（CDC）"，体质辨识将成为居民健康体检的主要中医服务内容；青浦区为在基本公共卫生服务中充分发挥中医药作用，开展了中医体质辨识服务，根据居民不同体质开展健康指导，并在居民健康档案中予以记录。北京市东城区将在 39 个试点社区建立中医体质辨识个人电子档案。

（三）特殊亚健康群体的保健与预防

体质辨识对军人、孕产妇、婴幼儿等特殊群体的保健也发挥了重要作用。有学者对北京地区 4300 名现役军人进行体质辨识，发现军人体质以平和质为主，偏颇体质中气郁质、气虚质、阳虚质列前三位。这一研究有助于了解和掌握军人的健康状况，进一步采取有效的措施，增强军人体质，提高军队整体战斗力。

目前国内外开展的孕前保健模式均偏重于健康教育和医学检查，而忽视了对女性孕前体质的调节。将中医体质学应用于女性孕前保健，通过中医保健调节或尽量改变其异常体质，使其趋向"阴平阳秘"，可弥补现今孕前保健模式的不足，对女性生殖健康及优生优育均具有非常重要的意义。目前，浙江省中医院已经开展孕前中医体质辨识和分类，进而采用中药干预，指导孕育，从而改善新生儿体质，以促进优生。同时，开展了"辨体养子"儿童保健管理，这一服务的群众认可度达到95.3%。经过8个月的调体养护，中度贫血、佝偻病、营养不良的体弱儿发病率明显下降。

三、应用前景与展望

中国工程院王永炎院士等专家在对"中医体质理论与应用研究"项目的鉴定意见中指出："中医体质学说对于解读亚健康干预与现代难治病防治两大课题具有重要的理论意义，中医体质理论研究对把握中华民族的体质特点、养生保健、防病治病、提高国民素质有重要的社会意义和经济意义。体现了科学与人文互补互动，丰富了医学科学内涵，对实施个体化诊疗有明显的贡献度。"

体质辨识的内容已经被纳入中医预防保健服务体系当中。国家中医药管理局提出要大力推行"治未病"工作，体质辨识成为重要的方法，将陆续在全国治未病中心、社区、农村、家庭等推广使用，使广大民众能够根据自我的体质状态，进行管理、调护，从而达到"知己"、"求己"、"益己"。同时，体质辨识也拓展了中医医疗机构的服务功能。通过建立满足人民群众不同层次需求的中医预防保健服务体系，形成多元化的中医预防保健服务格局，为广大人民群众提供安全、有效、方便的中医预防保健服务，将大大推动公共卫生事业的发展。

体质辨识的推广应用，不仅有助于推动我国公共卫生事业发展，而且随着国际交流与合作的广泛开展，体质辨识将在全球公共健康事业中发挥中医药的特色与优势。美国哈佛大学、康奈尔大学等的一批西方学者指出："在我们西方所称的'功能整体性医学'只是刚刚开始考虑这些问题，但还没有给出特殊功能变化和一个明确定义的框架。北京中医药大学王琦教授开创的中医体质学，是生命科学的重要组成部分，它是中医学中经过时间检验的方法学，可用于干预、预防和治疗疾病，这将有利于全球性的公共健康。"

第六章　亚健康的中医体质调理

亚健康的中医体质调理，是基于辨体论治的思路、方法及其成功经验，针对亚健康状态形成的一系列理念与手段，从而发挥中医药干预亚健康的独特优势。因人制宜是中医治病的重要原则，在调理亚健康时，从处方、用药、施针、食疗、起居、运动等方面，都要考虑到体质状态。针对个体的体质特征，通过合理的精神调摄、饮食调养、起居调护、形体锻炼等措施，达到改善体质状态、防治亚健康的目的。

第一节　辨体调理原则

因人制宜是中医防病治病的重要原则。临证调理亚健康时，立法、处方、用药、施针要考虑到致病因素和体质状态，既要有效干预亚健康，调整纠正偏颇体质，又要避免针药对体质的不良影响。

一、治病求本，本于体质

体质在治疗学上的意义突出体现在"治病求本"的治疗原则上。"治病求本"就是抓住疾病的本质进行治疗。清·喻昌《医门法律·申明〈内经〉法律》云："故凡治病者，在必求于本，或本于阴，或本于阳，知病之所由蠡生而直取之，乃为善治。"说明治病求本即是求其阴阳动静、失衡的倾向性而治，而阴阳偏颇、证候表现无不关系于体质。因此从某种意义上说，治本即是"治体"。

辨体论治是"治病求本"的具体体现和运用。调节体质、改善体质对疾病的治疗起着重要的作用。如中医治疗疮疡，其局部红、肿、热、痛，应清热解毒。但对某些体质虚而疮疡难愈者，须用补虚托毒的方法才能取效。此外，调理体质也可预防或减轻某些体质的易发病，如用玉屏风散可预防或减轻气虚体质之感冒。

二、因人施治，权衡制宜

因人制宜实指"因体质制宜"，即根据年龄、性别、禀赋、生活习惯、地理环境等因素形成的不同体质进行治疗。徐灵胎在《医学源流论·病同人异论》中指出："天下有同此一病，而治此则效，治彼则不效，且不唯无效，而反有大害者，何也？则以病同而人异也。夫七情、六淫之感不殊，而受感之人各殊。或气体有强弱，质性有阴阳，生长有南北，性情有刚柔，筋骨有坚脆，肢体有劳逸，年力有老少，奉养有膏粱藜藿之殊，心境有忧劳和乐之别，更加天时有寒暖之不同，受病有深浅之各异。"说明人之体质不同，即使病同，治也有宜于此而不宜于彼者，应因人而施治。可见，因人施治是个体化治疗方法的体现。

不同个体在形体、心理上都有各自的禀赋特点，因而有强弱之异、偏寒偏热之殊、阴阳盛衰之别，故在防治疾病过程中要考虑到患者的体质特点。如邪盛体实者治以泻法，体弱邪微者治以补法，从阴化寒者治以温通，从阳化热者治以清泄，处处兼顾其素禀特点。再如对虚人感冒，在扶正解表治法的基础上，对于气虚者宜益气解表，用人参败毒散；阳虚者宜温阳解表，用麻黄细辛附子汤。临证治病必须审度患者的体质，权衡强弱而治，做到"因人制宜"。

三、同病异治，异病同治

"同病异治"和"异病同治"常常反映在体质的同一性上。当同一种疾病在某一阶段为体质个性所左右时，就会表现为不同的证，应采取不同的治法，谓之"同病异治"。如相同的环境、相同的时令，同感风寒而致咳嗽、咯痰、寒热等共同症状，在阳热偏亢之体则会出现咯黄黏痰、口渴咽痛、苔薄黄、脉浮数等脉症；在阴寒偏盛之体则会见咯痰清稀、脉浮等脉症。此证随体质而化，故有同病异治之法。

某种体质类型可揭示多种疾病的发病倾向，并成为发病基础，抓住体质特征可执简驭繁。如糖尿病、高血压病、高脂血症、冠心病、脑卒中是与肥胖有关的"代谢综合征",与痰湿体质有内在关联,成为发病的"共同土壤";湿热质发病倾向为易患疮疖、黄疸、热淋、血衄、带下等病,均可出现面垢油光、口苦口臭、便秘尿赤、急躁易怒、舌质红、苔薄黄或黄腻、脉数或弦数等湿热体质特征。这些不同的疾病在某一阶段为体质共性所影响时,就会产生相同的病理变化,在治疗上则可采用相同的方法,谓之"异病同治"。

第二节　辨体调理宜忌

因个体体质有差异,故调体法则各有宜忌。药物之性味有偏颇,以药物气味之偏调理纠正体质阴阳气血之偏,则为用药之所宜。相反,若以药物气味之偏从其体质阴阳气血之偏,则为用药之所忌。

一、治则宜忌

因个体体质差异而调体法则各有宜忌。如汗法适用于表证,但对于阴虚质、气虚质、阳虚质及气血不足之人,即使需要汗法,也宜扶助正气以攻补兼施,忌单纯使用汗法。如《伤寒论》曾告诫咽喉干燥者、亡血家、衄家、淋家、疮家等不可发汗。"若酒客病,不可与桂枝汤,得之则呕,以酒客不喜甘故也。"由此可见,病证虽同,但体质有异,故治法应因体质而变。

吐法、下法均属攻克之法,用之不当最易伤人元气,伐人阴精,凡气虚质、阳虚质、阴虚质之人不宜妄用。

温法宜于气虚、阳虚体质之人,而阴虚体质之人则应忌用,避免辛温燥热之剂化燥伤阴。

补法在调整和改善体质中具有重要意义,因形成虚性体质的机制在于脏腑功能失常,阴阳气血失调,其关键多在于虚,或是以虚为主,因虚致实。故应根据体质特点,辨清气血阴阳与脏腑功能状况而补。使用过程中强调治疗个体化,因人而异,随体质而加减,并注意用药反应,避免补剂使用时间过长、过量而犯"虚虚实实"之诫。

二、药性宜忌

药物性味各有偏颇,以药物气味之偏调理纠正患者体质阴阳气血之偏,则为用药之所宜；相反，若以药物气味之偏从其体质阴阳气血之偏，则为用药之所忌。如阴虚体质之人用药宜甘寒清润，忌苦寒沉降、辛热温散，饮食当避辛辣；阳虚体质之人宜益火温补，忌苦寒泻火，妄伐伤正；气虚体质之人宜补气培元，忌耗散克伐；气郁体质之人宜疏肝调气，忌燥热滋补；血瘀体质之人宜疏通血气，忌固涩收敛；痰湿体质之人宜健脾化痰，忌阴柔滋补；湿热体质之人忌刚燥温热、甜腻柔润、滋补厚味。

三、针刺宜忌

体质有差异，针刺反应有别，因而施用针刺亦有宜忌。如《灵枢·逆顺肥瘦》记载，肥人"年质壮大，血气充盈，肤革坚固"，针刺宜"深而留之"；瘦人"皮薄色少"，"血清气滑，易脱于气，易损于血"，针刺宜"浅而疾之"；壮士针刺宜"深而留之，多益其数"；婴儿者"肉脆血少气弱"，针刺宜"以毫针浅刺而疾发针"；而常人"端正敦厚，血气和调"，针刺应"遵循其常数"。《灵枢·寿夭刚柔》指出："刺布衣者，以火焠之；刺大人者，以药熨之。"《素问·血气形志》有因人"五形志"不同而分别医治之范例。《素问·异法方宜论》提出生活的地理环境不同而体质及常见病有异之规律，"治所以异而病皆愈"，如东方之域其病多为痈疡，治宜砭石；西方者其病生于内，治宜毒药；南方者多病挛痹，治宜微针；北方者藏寒生满病，治宜灸法；中央者其病多痿厥寒热，治宜导引按跷等，其原理在于"得病之情，知病之大体"。

第三节　辨体调理模式

中医学自其理论诞生开始，在几千年绵延发展的过程中，一直重视人的体质问题，其所蕴含的辨体质论治的诊疗思想，形成了对人体健康与疾病的独特认知方式。辨体调理就是基于辨体论治的思路、方法及其成功经验，主要针对亚健康状态的一系列调理的理念与手段，从而发挥中医药干预亚健康的独特优势。

一、辨体调理的内涵及意义

中医学历来强调因人制宜，重视个体体质差异因素在疾病发生发展中的作用。辨体调理就是在对不同体质进行分析的基础上，开展干预亚健康实践的具体应用。即以人的体质为认知对象，从体质状态及不同体质类型的特性，把握其健康与疾病的整体要素与个体差异，制定防治原则，选择相应的治疗、预防、养生、康复方法，从而采取"因人制宜"的干预措施。

辨体调理以"体病相关"和"体质可调"理论为依据。"体病相关论"认为体质类型影响疾病发生发展趋势；"体质可调论"认为通过干预措施可以调节偏颇体质。由于体质与疾病相关，且可变、可调，使辨体调理的实施成为可能。

"治未病"是中医学先进的医学思想，即所谓"未病先防"、"既病防变"、"病后防复"。而在实践中如何做到"治未病"、"见微知著"，从证、从病的角度考虑往往难以早期把握。由于体质决定着个体对某种致病因子的易感性及其所产生的病变类型的倾向性，还决定着证候的形成与演变，影响疾病的发生、发展与转归，是病、证产生的背景和重要物质基础，所以从体质入手可预见疾病发生发展的信息，从而做到尽早发现，及时调理，逆转病程。这就是辨体调理干预亚健康的重要意义所在。譬如流行病学调查表明，痰湿体质者糖尿病、脑卒中、冠心病、高脂血症、痛风的发生率较高，通过化痰祛湿法对体质进行调理，可以预防这些疾病的发生。

二、辨体调理的基本原则

1. 体证结合
体质和证候分别侧重于从人体与疾病两个不同角度说明机体的生理或病理状态。体质主要是代表某一个体区别于他人的形态结构、生理功能和心理状态，以及具有相同体质类型的人对某些疾病的易罹性和疾病发展的倾向性等；而证候主要是代表某一疾病在发展变化过程中，某一阶段的病因、病位、病性以及邪正关系等机体反应状态。由于辨证论治和辨体论治已经成为中医防病治病的有效手段，如果把辨体、辨证二者结合起来，则有利于对亚健康状态的全面认识，能有效地提升干预亚健康的效果。

2. 身心并调
体质构成涉及身体和心理两大方面，纠正偏颇体质以干预亚健康要从形态结构及其功能、心理状态等方面入手。因此，在辨体调理上必须兼顾身心，调整脏腑阴阳气血之偏、精神情志之变，从而达到中医所谓"形与神俱"的境界。

3. 多法兼施

由于亚健康状态是多因素作用的结果，因此辨体调理干预亚健康不只限于辨体用药一途，应该是药食同施、针药结合，综合运用辨体方药、饮食药膳、针灸推拿等手段，并从精神调摄、运动导引、生活起居调护等方面全方位调节。

三、辨体调理的基本模式

辨体调理包括辨体质类型以调理和辨体质状态以调理两个方面。

1. 辨体质类型以调理

辨体质分类主要是对阴虚之体、阳虚之体、气虚之体、痰湿之体等不同体质进行分类。在调理措施上或补其阴，或温其阳，或益其气，或利其湿等，以恢复其阴阳平衡，实即治本之意。按九种体质分类进行调理是目前比较公认的干预模式。

2. 辨体质状态以调理

辨体质状态包括辨体质的强弱胖瘦、年龄长幼、南北居处、奉养优劣等，其中又包含人的肤色、形态、举止、性格、心理、饮食习惯以及对地域和季节气候变化的适应能力等。辨体质状态进行调理是干预亚健康状态的又一重要模式。

第四节 偏颇体质的调理方法

根据体质可调理论，采取适当的措施，可以改善体质状况，进而达到干预亚健康的目的。调理方法包括辨体用方、饮食调养、起居调护、运动健身、精神调摄、经络穴位调理等。由于体质是多因素作用的结果，所以在实际应用时应该多法配合，才能收到理想的效果。针对八种偏颇体质的各种调理方法如下。

一、气虚质调理方法

气虚质者多元气虚弱，调体法则为培补元气、补气健脾。

（一）辨体用方

代表方剂为补中益气汤。常用药物有党参、黄芪、山药、白术、茯苓、甘草、大枣等。根据《素问·阴阳应象大论》"形不足者，温之以气；精不足者，补之以味"的原则，选用党参、黄芪、山药为调治气虚质的主药。由于"气之根在肾"，因此可酌加菟丝子、五味子、枸杞子等益肾填精。再参以紫河车、燕窝等血肉有情之品，充养身中形质，气味同补。气虚质易感疲乏、气短或易患胃、肾、子宫等脏器下垂者，选用补中益气汤加减；易自汗、易于感冒者，可选用玉屏风散加味；易于腹泻而形体瘦弱者，选用参苓白术散加减。

调体要点：①把握剂量，不可峻补：气虚质者使用补气药应注意把握剂量，缓图渐进，或配伍其他方药使用。气有余便是火，避免补之太过。②补气佐以理气：补气调体药易于壅滞气机，若中有痰湿者要与化痰祛湿药同用，或少佐理气行滞之品。③补气须防虚中夹实：气虚质者内脏功能脆弱，常因外邪或内在饮食积滞产生内热等虚实夹杂之证，当予顾及。

（二）饮食调养

气虚质者饮食调养宜选择性平偏温、健脾益气的食物，如小米、糯米、红薯、南瓜、菜花、胡萝卜、土豆、山药、香菇、莲藕（生者甘寒，可清热凉血；熟者甘温，可健脾益气）、莲子、芡实、白果、扁豆、黄豆、蚕豆、豇豆、豌豆、豆腐、鸡肉、鸡蛋、鹌鹑（蛋）、猪肚、牛肉、兔肉、羊肉、淡水鱼、黄鱼、比目鱼、刀鱼、泥鳅、黄鳝、大枣、苹果、橙子、菱角、葡萄干、龙眼肉等。粥是"天下第一补品"，最易被人吸收，对气虚质者最合适。

由于气虚者多有脾胃虚弱，因此饮食不宜过于滋腻，应选择营养丰富而且易于消化的食品。

尽量少吃或不吃空心菜、槟榔、生萝卜等耗气的食物。不宜多食生冷苦寒、辛辣燥热的食物。

不能蛮补、呆补，蛮补就是不问寒热虚实乱补，只要是保健品、补品买来就吃；呆补就是完全不考虑脾胃是否受得了，一味进补，可导致脾胃呆滞，出现肚子胀、食欲消。

药膳举例如下：

1. 黄芪童子鸡

【原料】童子鸡 1 只，生黄芪 9 克。

【制作】取童子鸡洗净放入锅中；用纱布袋包好生黄芪，取一根细线，一端扎紧纱布袋口，置于锅内，另一端则绑在锅柄上；在锅中加姜、葱及适量水煮汤，待童子鸡煮熟后拿出黄芪包。加入盐、黄酒调味，即可食用。

【效用】益气补虚。适合气虚体质亚健康易发自汗者。

2. 山药粥

【原料】山药 30 克，粳米 180 克。

【制作】将山药和粳米一起入锅，加清水适量煮粥，煮熟即成。此粥可在每日晚饭时食用。

【效用】补中益气，益肺固精。适合气虚体质者，亦可用于肺、脾、肾偏虚的人辅助调养。

3. 黄芪党参汽锅鸡

【原料】黄芪 20 克，党参 20 克，子母鸡 1 只，葱、生姜、食盐、料酒、味精、花椒水各适量。

【制作】子母鸡宰杀后去毛和内脏，剁成 3 厘米见方的块，放入沸水锅内烫 3 分钟捞出，洗净血沫，装入汽锅内，加入葱、生姜、食盐、味精、料酒、花椒水等。黄芪、党参切 4 厘米长的段，洗净，放入汽锅内，盖上盖，上笼蒸 3 小时取出，拣去生姜、葱、黄芪、党参即成。

【效用】补中益气。适合气虚体质亚健康见少气懒言、语声低微者。

4. 党参山药兔肉汤

【原料】党参、山药各 30 克，玉竹 20 克，兔肉 500 克，生姜 2~3 片。

【制作】党参、山药、玉竹洗净，稍浸泡；兔肉洗净，切块。与生姜一起放进瓦煲内，加入清水 3000 毫升（约 12 碗水量），先用武火煲沸后，改用文火煲约 2 小时，调入适量食盐和生油便可。

【效用】补气健脾，养阴和胃。适合气虚体质亚健康者及气虚体质兼有阴虚体质亚健康者。

5. 党参黄芪乳鸽汤

【原料】党参 60 克，黄芪 30 克，红枣 5 个，乳鸽 2 只，猪瘦肉 150 克，生姜 2~3 片。

【制作】党参、黄芪、红枣（去核）洗净，稍浸泡；猪瘦肉洗净，整块不用刀切；乳鸽宰后洗净，除去内脏，抹干水，斩为块状。与生姜一起放进瓦煲内，加入清水 3000 毫升（约 12 碗水量），先用武火煲沸后，改为文火煲约 2.5 小时，调入适量食盐和少许生油便可。

【效用】补中益气，调和脾胃。适合气虚体质者，亦可用于脾胃虚弱者辅助调养。

6. 党参莲子鲤鱼汤

【原料】党参、莲子、芡实各 30 克，红枣 6 个，鲤鱼 1 条（约 600 克），猪肉 300 克，生姜 2~3 片。

【制作】党参、莲子、芡实洗净，红枣去核；猪肉洗净，不用刀切；鲤鱼宰后去内脏，留鱼鳞，洗净，烧热油锅，煎至两边微黄。一起与生姜放进瓦煲内，加入清水 3000 毫升（约 12 碗水量），先武火煲沸后改文火煲 3 小时，调入适量食盐便可。

【效用】补中益气，养心安神。适合气虚体质易发中气下陷者。

7. 西洋参芡实排骨汤

【原料】西洋参 25 克，怀山药、芡实各 50 克，陈皮 10 克，猪排骨 500 克，生姜 2~3 片。

【制作】西洋参、怀山药、芡实、陈皮洗净，稍浸泡；猪排骨洗净，斩为大块状，并用刀背敲裂排骨。然后一起与生姜放进瓦煲内，加入清水 3000 毫升（约 12 碗水量），武火煲沸后改为文火煲约 3 个小时，调入适量盐和油便可。

【效用】益气养阴，消除疲劳。适合气虚体质亚健康者及气虚体质兼有阴虚体质亚健康者。

8. 八宝鲜鸡汤

【原料】党参、云苓、白术、白芍、生地、熟地各 7.5 克，川芎、炙甘草各 2.5 克，光鸡 1 只，猪瘦肉、猪碎骨各 500 克，生姜 3 片。

【制作】以上原料加入适量清水共煲 3 小时。

【效用】补中益气，健脾养阴。适合气虚体质亚健康者及气虚体质兼有阴虚体质亚健康者。

9. 怀山云苓瘦肉汤

【原料】怀山药 40 克，云苓 25 克，蜜枣 4 个，猪瘦肉 500 克，猪碎骨 500 克，生姜 3 片。

【制作】怀山药、云苓、蜜枣洗净，浸泡；猪瘦肉、猪碎骨洗净，猪瘦肉整块不切。一起与生姜放进瓦煲内，加入清水 3000 毫升（约 12 碗水量），武火煲沸后改文火煲 3 小时，调入适量盐、油便可。

【效用】补气健脾，祛湿利水。适合气虚体质亚健康者及气虚体质兼有痰湿体质亚健康者。

10. 黄芪膏

【原料】黄芪 480 克。

【制作】黄芪用水煎透，炼蜜成膏，以白开水冲服。

【效用】补气健脾。适合气虚体质亚健康易发自汗者。

11. 软炸山药兔

【原料】山药粉 30 克，兔肉 300 克，菜油 1500 克（实耗 150 克），料酒 10 克，食盐 2 克，味精 1 克，红酱油 10 克，椒盐适量。

【制作】兔肉切成 2 厘米大小的方块，放在容器中，加入料酒、食盐、红酱油、味精拌匀。撒入山药粉，拌至每块都均匀地粘牢糊浆。炒锅内放菜油，用武火烧至八成热时，将兔块逐个撒入油锅内略炸；反复用漏勺翻动兔块，使其不相互粘连。待炸至金黄色、兔块浮至油面时，捞出沥去油，装盘即成。食用时可蘸椒盐。

【效用】补中益气，健脾补肺。适合气虚体质亚健康者，亦可用于肺脾虚弱者辅助调养。

12. 党参莲肉汤

【原料】党参 10 克，莲子（去皮去心）10 克，冰糖 30 克。

【制作】将党参、莲子放入碗内，加清水适量，泡发后再加冰糖。将盛党参、莲子的碗放入锅内隔水蒸 1 小时即成。

【效用】补气健脾安神。适合气虚体质亚健康者，亦可用于肺脾虚弱者辅助调养。

13. 二参爆鸡片

【原料】太子参 20 克，西洋参 10 克，鸡胸脯肉 250 克，冬笋 30 克，黄瓜 30 克，鸡蛋清 1 个，精盐 5 克，料酒 25 克，葱 20 克，姜 10 克，香菜梗 25 克，鸡油 20 克，芝麻油 20 克。

【制作】将鸡脯肉切成长 4.5 厘米、宽 1.5 厘米、厚 0.3 厘米的片；太子参和西洋参洗净，斜刀切成 0.6 厘米厚的小片；冬笋、黄瓜切片；葱、姜切丝；香菜梗切成长段。将鸡片上加盐、味精后拌匀，下入鸡蛋清、淀粉拌匀。将勺内放猪油，烧至油五成热时下入鸡片，用铁筷子划开，熟时捞出，控净油。用精盐、味精、鸡汤、料酒兑成汁水。在勺内放底油，烧至油六成热时下入葱丝、生姜丝、笋片、太子参和西洋参片煸炒，再下黄瓜片、香菜梗、鸡片，烹上汁水，颠翻几下，淋上明油即成。

【效用】益气养阴。适合气虚体质亚健康者及气虚体质兼有阴虚体质亚健康者。

14. 参芪鸭条

【原料】党参15克，黄芪15克，陈皮10克，鸭子1只（约1500克），猪夹心肉100克，味精3克，食盐6克，料酒10克，酱油6克，生姜6克，葱段6克，菜油1000克（实耗75克），上汤750克。

【制作】将鸭子宰杀后除去毛，剖腹去内脏，剁去脚，洗净血水，沥干水分，鸭皮上用酱油抹匀，下入八成热的油锅中，炸至皮色金黄捞出，用温水洗去油腻，盛入砂锅内（锅底垫上瓦碟）。将猪夹心肉切成块，放入沸水锅内氽一下捞起，洗净血污，放在鸭子腹内，加入料酒、姜片、葱段、党参、黄芪、陈皮丝、食盐、味精、酱油、上汤；将砂锅放于炉上，用中火烧沸，置文火上焖到鸭肉软烂时取出，滗出原汤，滤净待用；将鸭子斩成手指条块，放入大汤碗内摆好，倾入原汤即成。

【效用】补气健脾。适合气虚体质者，亦可用于脾虚湿盛者辅助调养。

15. 芪烧活鱼

【原料】黄芪10克，党参6克，活鲤鱼1尾（约500克），水发香菇15克，冬笋片15克，白糖15克，料酒15克，食盐1.2克，酱油15克，葱丝6克，蒜片6克，味精2克，水淀粉50克，生姜汁9克，花生油1000克，清汤500克，猪油20克。

【制作】活鲤鱼去掉鳃、鳞，剖腹除去内脏，冲洗干净，在鱼身两面斜刀剞利成十字花刀；水发香菇一切两刀；党参、黄芪先润后切成0.2厘米厚的片；姜、葱、蒜按要求洗净备用。炒锅置旺火上，放上花生油烧至六成热，下入鲤鱼炸成金黄色，捞出沥去油。炒锅置火上，放入猪油、白糖，炒成枣红色时加入清汤，下入炸好的鲤鱼和切好的党参片、黄芪片，置武火上烧沸后移至文火上煨炖，待汤汁已浓、鲤鱼已煨透入味时，将鲤鱼捞在鱼盘里，择去党参片、黄芪片。再把笋片、香菇片放入汤勺内，调入味精，烧沸后打去浮沫，用湿淀粉勾芡，淋上猪油，浇在鲤鱼面上即成。

【效用】益气健脾，利水消肿。适合气虚体质者，亦可用于脾虚湿盛者辅助调养。

（三）起居调护

气虚质者卫阳不足，易于感受外邪，应注意保暖，防止劳汗当风、外邪侵袭。脾主四肢，故可微动四肢，以流通气血，促进脾胃运化。劳则气耗，气虚体质者尤当注意不可过于劳作，以免更伤正气。

（四）运动健身

气虚质者可选用一些比较柔缓的传统健身功法，很适合采用太极拳、太极剑、八段锦等进行锻炼。还可练"六字诀"中的"吹"字功。经常自行按摩足三里穴可以健脾益气，调整气虚状态。

气虚质者体能偏低，且过劳易于耗气，因此要注意"形劳而不倦"，不宜进行大负荷强体力运动，忌用猛力和做长久憋气的动作。锻炼宜采用低强度、多次数的运动方式，循序渐进，持之以恒。从现代运动生理角度分析，慢跑、健步走等也是有效的锻炼方法，可适当选用。

（五）精神调摄

气虚质者多性格内向，情绪不稳定，胆小而不喜欢冒险。思则气结，过思伤脾；悲则气消，悲忧伤肺，所以气虚质者不宜过思过悲。应多参加有益的社会活动，多与别人交谈沟通，培养豁达乐观的生活态度。不可过度劳神，避免过度紧张，保持稳定平和的心态。

（六）经络穴位调理

人体之气的生成与肺、脾、肾三脏有着密切的关系。气虚质的人治宜补肺调气、健脾益气、温肾纳气，针灸并用，施以补法。取手太阴肺经、足太阴脾经和足少阴肾经腧穴，常用太渊、关元、气海、百会、膻中、足三里、肺俞、脾俞、肾俞等。

二、阳虚质调理方法

阳虚者多元阳不足，调体法则为补肾温阳，益火之源。

(一) 辨体用方

代表方剂为桂附地黄丸。常用药物有桂枝、肉桂、附子、菟丝子、杜仲等。阳虚质畏寒怕冷、手足不温或伴尿频或夜尿频多者，选用桂附地黄丸；易自汗怕冷者，选用桂枝加附子汤合玉屏风散；易患腹痛腹泻者，选用附子理中丸；易患肿胀者，选用实脾散加减。

调体要点：①温阳佐以养阴：根据阴阳互根理论，在温壮元阳的同时，佐入适量补阴之品，如熟地黄、山茱萸、山药等，以达阳得阴助而生化无穷。阳虚者，用药切忌温阳太过，以免耗血伤津而转现燥热。因此，调理阳虚质时要慢温、慢补，缓缓调治。②温阳兼顾脾胃：调治阳虚之质有益气、补火之别，除温壮元阳外，当兼顾脾胃，只有脾胃健运，始能饮食多进，化源不绝，体质强健，亦即养后天以济先天。③慎用辛热有毒之品：对于附子之类的有毒温阳药以及桂枝、肉桂、干姜之类的辛热温阳药，一定要在医生的指导下安全使用，切忌患者自行滥用、误用，以免出现毒副作用。

(二) 饮食调养

阳虚质者宜多食用甘温补脾阳、肾阳为主的食物，常用的有羊肉、牛肉、鹿肉、鸡肉、猪肚、带鱼、黄鳝、虾（龙虾、对虾、青虾、河虾等）、淡菜、刀豆、韭菜、南瓜、黄豆芽、茴香、洋葱、香菜、胡萝卜、山药、荔枝、龙眼、榴莲、樱桃、杏、大枣、核桃、栗子、腰果、松子、红茶、生姜、辣椒、花椒等。烹调方法多采用焖、蒸、炖、煮等。另外，谚曰"朝食三片姜，胜过人参汤"，吃生姜对缓解阳虚作用明显。

阳虚质亚健康者宜少吃生冷、苦寒、黏腻食物，如田螺、螃蟹、海带、紫菜、竹笋、芹菜、黄瓜、苦瓜、冬瓜、西瓜、香蕉、柿子、甘蔗、梨、柚子、火龙果、柑橘、绿豆、蚕豆、绿茶、冷冻饮料等。即使在盛夏也不要过食寒凉之品。减少食盐的摄入，以避免肥胖、肿胀、小便不利、高血压。少用抗生素和清热解毒类中药，以保护阳气。

药膳举例：

1. 当归生姜羊肉汤

【原料】当归 20 克，生姜 30 克，羊肉 500 克。

【制作】当归、生姜冲洗干净，用清水浸软，切片备用。羊肉剔去筋膜，放入开水锅中略烫，除去血水后捞出，切片备用。当归、生姜、羊肉放入砂锅中，加清水、料酒、食盐，旺火烧沸后撇去浮沫，再改用小火炖至羊肉熟烂即成。

【效用】温中补血，祛寒止痛。适合阳虚体质亚健康者，尤其适用于妇女虚寒性痛经、月经不调者。

2. 韭菜炒胡桃仁

【原料】胡桃仁 50 克，韭菜 200 克。

【制作】胡桃仁开水浸泡去皮，沥干备用。韭菜择洗干净，切成寸段备用。麻油倒入炒锅，烧至七成热时加入胡桃仁，炸至焦黄，再加入韭菜、食盐，翻炒至熟。

【效用】补肾助阳。适合阳虚体质亚健康易发阳痿者。

3. 枸杞子杜仲鹿肉汤

【原料】枸杞子 15 克，杜仲 25 克，鹿肉 400 克，红枣 3 个，生姜 5 片。

【制作】枸杞子、杜仲稍浸泡，洗净，红枣去核；杜仲置镬中微火慢炒，洒入少许淡盐水，炒至干；鹿肉洗净，切块，置沸水中加姜稍滚片刻，再洗净。所有材料一起放进瓦煲内，加入清水 2500 毫升（约 10 碗量），武火煲沸后改为文火煲约 2 小时，调入适量食盐、油便可。

【效用】补肾助阳，益精壮腰。适合阳虚体质亚健康常感腰背酸痛者。

4. 莲子补骨脂猪腰汤

【原料】莲子、核桃肉各 100 克，补骨脂 250 克，胡芦巴 25 克，猪腰 2 个，生姜 3 片。

【制作】莲子、核桃肉、补骨脂、胡芦巴洗净，浸泡；猪腰洗净剖开，去白脂膜，用食盐反复洗净。一起与生姜放进瓦煲内，加入清水 2500 毫升（约 10 碗水），武火煲沸后改文火煲 2 小时，调入适量食盐与生油便可。

【效用】补肾助阳，驻颜美容。适合阳虚体质亚健康易发阳痿、早泄者。

5. 韭菜滚花蛤汤

【原料】韭菜 150 克，花蛤肉 200 克，生姜 3 片。

【制作】韭菜洗净，切段，晾干水分；花蛤肉洗净，稍浸泡。在镬中加入清水 1250 毫升（约 5 碗量）和生姜，武火煲沸后下韭菜和花蛤肉，滚至熟，调入适量食盐和少许生油便可。

【效用】益气助阳。适合阳虚体质亚健康易发腰膝冷痛者。

6. 羊肉羹

【原料】羊肉 250 克，萝卜 1 个，草果 3 克，陈皮 3 克，良姜 3 克，胡椒

3克，荜茇3克，葱白3克，生姜少许。

【制作】羊肉剔去筋膜，洗净后入沸水锅内氽去血水，捞出后再用凉水漂洗干净，切成约1厘米的丁。萝卜洗净泥土，切成厚0.3厘米的片；将草果、陈皮、良姜、荜茇用洁净的纱布袋装好并扎口；胡椒拍破，葱白切成节，生姜洗净拍破。羊肉丁和以上药物同置炒锅中，加入清水适量，并加葱和生姜，旺火烧沸，打去浮沫，再用文火煨2~3小时，至肉酥烂即可。捞出药包，除去葱和生姜，略调味即成。

【效用】补肾温阳，散寒止痛。适合阳虚体质亚健康易发阳痿、宫冷不孕者。

7. 复元汤

【原料】怀山药50克，肉苁蓉20克，菟丝子10克，葱白3根，胡桃肉2个，粳米100克，羊瘦肉500克，羊脊骨1具，生姜20克，料酒20克，八角、花椒、胡椒粉、食盐适量。

【制作】羊脊骨砍成数节，用清水洗净；羊肉洗净后与羊脊骨一起放入沸水锅内，氽去血水，再洗净。将怀山药等药物用纱布袋装好扎口；生姜、葱白拍破，羊肉切成条块。以上食物和药袋同时放入砂锅内，加入清水适量，置武火上烧沸后打去浮沫，再放入花椒、八角、料酒，再用文火继续炖至肉烂为止。将肉汤装碗后，用胡椒、食盐调味即成。

【效用】温中暖下。适合阳虚体质亚健康者，亦可用于老年人肾精虚弱者辅助调养。

8. 人参苁蓉鹿尾汤

【原料】人参3克，肉苁蓉10克，陈皮3克，鹿尾1只，母鸡1只，瘦火腿50克，猪瘦肉50克，骨头汤1000克，水发蘑菇50克，料酒30克，食盐6克，白糖3克，生姜50克，葱50克，二汤300克。

【制作】鹿尾用开水稍泡一下取出，洗净污秽，再下沸水锅内滚烫10分钟，捞出后除去毛；如毛未除净可反复再烫，直至除净。锅中放少量油，八成热时下生姜、葱，煸香后烹入料酒，加入水适量；将鹿尾下沸水锅内滚炖10分钟捞出。再重起油锅，煸生姜、葱，烹入料酒，加入陈皮、鹿尾、二汤滚烧10分钟后，捞去生姜、葱，再用文火煨10分钟后捞出鹿尾。

母鸡宰杀洗净后剁去爪，除去内脏，剖成两半，放入沸水锅内氽熟捞出，剔去大骨，待用。瘦肉和火腿各切成3厘米的块，瘦肉放入沸水锅内略氽捞起，与火腿、蘑菇、鸡肉放入篮子内，待用。人参洗净，上笼蒸软，切成薄片，与陈皮一起放入篮子内，然后再把鹿尾切成两半，放在鸡肉两侧。

骨头汤倒入锅内，加入白糖，用火烧沸后再倒入篮子内，加盖后用棉纸粘贴密封，上笼蒸1.5小时取出，即可启封，食用时加一小碟食盐。

【效用】温肾助阳。适合阳虚体质亚健康易发阳虚便秘者，亦可用于老年人肾精虚衰者辅助调养。

9. 砂仁羊肉羹

【原料】羊肉250克，砂仁5克，萝卜1只，草果5克，陈皮5克，良姜5克，荜茇5克，胡椒5克，葱白3根，姜少许。

【制作】羊肉剔去筋膜，洗净后放入沸水锅内汆去血水，捞出后再用凉水漂洗干净，切成约1厘米见方的丁。萝卜洗净，切成0.3厘米厚的片。草果、砂仁、陈皮（撕去白心）、良姜、荜茇用纱布袋装好，扎紧袋口。胡椒拍破，葱白切成段，姜洗净拍破。将羊肉丁、纱布药袋放入砂锅内，加清水、盐、葱、姜，用武火烧沸后撇去浮沫，转用文火煨2~3小时，至肉酥烂。捞出药包、葱、姜，略调味即成。

【效用】补肾温阳。适合阳虚体质亚健康易发胃脘冷痛、大便溏泻者。

10. 巴戟大虾

【原料】巴戟天10克，对虾12只，鲜鱼肉60克，鸡蛋清1个，火腿丝5克，生菜5克，味精适量，料酒12克，玉米粉15克，白糖15克，熟猪油45克，黄瓜皮丝3克，姜丝6克，食盐适量。

【制作】对虾去头、皮、肠子，留下尾巴，片开，剁断虾筋，挤去水分，撒些味精。先在虾的两面蘸玉米粉，再放在鸡蛋清中蘸一下，最后在背面蘸上面包渣，码在盘内。鲜鱼肉捣烂成泥状，鱼泥用蛋清、玉米粉、巴戟天（水煎为50毫升）和味精、盐、料酒、白糖、姜丝、熟猪油拌成糊，抹在对虾上，在糊面中间放一根火腿丝，两旁各放一根黄瓜皮丝，外面再各放一根火腿丝。然后用筷子按一遍。对虾用干净温油炸熟。盘中先放好生菜叶，把对虾剁成两段，对虾码成圆周即成。

【效用】补肾兴阳，强筋壮骨。适合阳虚体质亚健康易发阳痿者。

11. 韭菜炒鲜虾

【原料】韭菜250克，鲜虾400克（去壳），菜油、食盐、葱、生姜、料酒各适量。

【制作】韭菜洗净，切成长3厘米的节；鲜虾剥去壳，洗净；葱切成段，生姜切成米粒大小。锅烧热，倒入菜油，烧沸，放入葱爆锅，倒入虾仁和韭菜，再放入姜米、料酒，连续翻炒熟，起锅即成。若治阳痿，食用时可饮白酒。

【效用】健胃补虚，益精壮阳。适合阳虚体质亚健康易发阳痿者。

12. 大麦片粉

【原料】羊肉 1000 克，草果 5 克，生姜 10 克，大麦粉 1000 克，豆粉 1000 克，胡椒、食盐、味精各适量。

【制作】羊肉、草果、生姜洗净；羊肉切丁，生姜切碎，草果拍破，放入锅中，用武火熬汤。大麦粉、豆粉加水，如常法做成面片待用。待羊肉煮熟后，加入大麦豆粉片煮熟，放入胡椒面、食盐、味精即成。

【效用】温中散寒。适合阳虚体质亚健康易发胃脘冷痛、大便溏泻者。

13. 鹿头汤

【原料】鹿头 1 只，鹿蹄 4 只，荜茇 5 克，生姜 3 克，食盐、八角茴香、小茴香、味精、胡椒各少许。

【制作】鹿头、鹿蹄去毛，洗净；荜茇、生姜洗净，拍破待用。鹿头、鹿蹄放入砂锅内，加水适量，放入生姜、荜茇、八角茴香、小茴香，置武火上烧沸，移文火上熬熟。熬熟后的鹿头、鹿蹄取出，剖下鹿肉，切成粗条，再置汤中烧沸，放入食盐、味精、胡椒粉即成。

【效用】壮阳益精。适合阳虚体质亚健康者，亦可用于老年人肾精亏虚者辅助调养。

14. 茴香炖猪腰

【原料】八角茴香 15 克，猪腰子 2 个，生姜、葱、食盐、料酒各适量。

【制作】猪腰子洗净，从凹处开一口，将八角茴香、食盐装入腰子内，用白线缝合。猪腰子放入砂锅中，加生姜、葱、料酒及水适量，置武火上烧沸，移文火上炖熟即成。

【效用】温阳，散寒，理气。适合阳虚体质亚健康易发肾虚腰痛、寒疝腹痛者。

15. 肉桂鸡肝

【原料】肉桂 5 克，雄鸡肝 1 具，生姜、葱、料酒、味精各适量。

【制作】肉桂洗净，切成长 2 厘米、宽 1 厘米的块；雄鸡肝洗净，一破 4 片，放入瓦锅内，加入葱、生姜、食盐、料酒、清水各适量。瓦锅置盛有水的锅中，隔水炖至鸡肝熟即成。食用时加味精少许。

【效用】温补肾阳。适合阳虚体质亚健康易发手足厥冷、脘腹冷痛者。

16. 丁香鸭

【原料】公丁香5克，肉桂5克，草蔻5克，鸭子1只（1000克），生姜15克，葱15克，食盐5克，卤汁适量，冰糖3克，味精2克，芝麻油3克。

【制作】鸭子宰杀后除去毛，剖腹去内脏，用清水冲洗干净；公丁香、肉桂、草蔻用水煎熬2次，每次水沸后煮20分钟，即可滗出汁，共收集过滤药液3000毫升；将葱洗净，姜洗净后拍松。药液倒入锅中，加入姜、葱，放入鸭子，最好能全部淹入汁内，用文火煮到六成熟时捞起晾凉。处理过的鸭子放入卤汁锅内，用文火卤熟后捞出，揩净沫浮。取适量的卤汁放入锅内，加食盐、冰糖屑、味精搅拌匀，调好色味，放入鸭子，置文火上边滚边浇卤汁，直到卤汁均匀地粘在鸭子上、色红亮时捞出，再均匀地涂上芝麻油即成。

【效用】温中和胃，暖肾助阳。适合阳虚体质易发阳痿、宫冷不孕者。

（三）起居调护

阳虚体质者耐春夏不耐秋冬，秋冬季节要适当暖衣温食以养护阳气，尤其要注意腰部和下肢保暖。夏季暑热多汗也易导致阳气外泄，要尽量避免强力劳作、大汗伤阳，也不可恣意贪凉饮冷。在阳光充足的情况下适当进行户外活动，不可在阴暗潮湿寒冷的环境中长期工作和生活。

（四）运动健身

阳虚质以振奋、提升阳气的锻炼方法为主。肾藏元阳，阳虚质当培补肾阳。五禽戏中的虎戏具有益肾阳、强腰脊作用。督脉统领诸阳，古代道家养生长寿术中的核心功法是卧功，它以脊柱、腹部运动调节督脉、任脉为主，滋阴养阳。现代研究认为，卧功可以使脊神经得到锻炼和强化，调整植物神经系统，还可以促进性激素分泌。自行按摩气海、足三里、涌泉等穴位可以补肾助阳，改善阳虚体质。捏脊法是改善小儿阳虚体质的很好方法。中国传统体育中的一些功法、适当的短距离跑和跳跃运动如跳绳等可以振奋阳气，促进阳气的升发和流通。阳虚体质者运动量不能过大，尤其注意不可大量出汗，以防汗出伤阳。

（五）精神调摄

阳虚质者性格多沉静、内向，常常情绪不佳，肝阳虚者善恐，心阳虚者善悲。应多与别人交谈沟通，主动调整自己的情绪；要善于自我排遣或向人倾诉，消除不良情绪。平时可多听一些激扬、高亢、豪迈的音乐，以调动情绪。

（六）经络穴位调理

经络调理重在温经散寒、调经理气，常取足少阴肾经及督脉的穴位。肾俞、关元、命门、足三里、气海、腰阳关、神阙、脾俞、百会、悬钟、涌泉等穴位可以补肾助阳，改善阳虚体质。常用的艾条灸脊背也是一种好方法，脊背为督脉循行之处，而督脉为诸阳之会，所以艾灸会升发阳气。艾灸取穴可选神阙、足三里、申脉、养老。

三、阴虚质调理方法

阴虚质者多真阴不足，调体法则为滋补肾阴、壮水制火。

（一）辨体用方

代表方剂为六味地黄丸。常用药物有熟地黄、山茱萸、百合、桑椹子、女贞子等。如阴虚质易盗汗者，选用当归六黄汤；易患失眠者，选用天王补心丹；易便秘者，选用增液汤合润肠丸加减；易咽干鼻燥、干咳气喘者，选用百合固金汤加减。

调体要点：①滋阴与清热并用：阴虚生内热，故滋阴应注意与清热法同用。即滋阴可除热，清热亦可以存阴之意。②保血、养血即可生津：由于人体生理、病理上的相互关系，真阴不足可涉及精、血、津、液的虚亏，因此在调治阴虚的同时，注意结合填精、养血的方药。③养阴兼顾理气健脾：滋阴药多性柔而腻，久服易伤脾阳，容易引起胃纳呆滞、腹胀腹泻等，可加木香、砂仁、陈皮、鸡内金等理气健脾消导之品。

（二）饮食调养

阴虚体质是由于体内津、液、精、血等阴液亏少，以阴虚内热为主要体质状态，因此阴虚体质亚健康者宜多食滋阴潜阳食物。常见的有芝麻、绿豆、鸭肉、猪肉、猪皮、兔肉、牛奶、豆腐、乌贼、龟、鳖、螃蟹、牡蛎、蛤蜊、海蜇、海参、苦瓜、甘蔗、木耳、银耳等。可采用红烧、焖、蒸、炖、煮、煲等方法，尽量少放调料，保持原汁原味。

蜂蜜可滋阴养颜，平时可以多喝蜂蜜水。山药、荸荠、莲子、百合既是蔬菜，又是中药，阴虚质亚健康者平时可以多吃。

温燥、辛辣、香浓的食物易伤阴，如花椒、茴香、桂皮、味精、辣椒、葱、姜、蒜、韭菜、虾仁、羊肉等，所以应少吃，甚至不吃。阴虚质亚健康者应忌吃煎炸炒爆食品和脂肪含量过高食物。

酸甘可化阴，甘寒可清热，因此多数水果都适合阴虚体质，但荔枝、龙眼、樱桃、杏、大枣、核桃、栗子等不宜。

药膳举例：

1. 二冬膏

【原料】天冬 500 克（去皮及根须），麦冬 500 克。

【制作】天冬、麦冬（去心）捣碎，用洁净白细纱布绞取汁，滤净后放入瓷罐内，用文火熬成膏。

【效用】滋阴润肺，养阴生津。适合阴虚体质亚健康常感咽干口燥、皮肤干燥者。

2. 沙参心肺汤

【原料】沙参 15 克，玉竹 15 克，猪心肺 1 具，葱 25 克，食盐 3 克。

【制作】沙参、玉竹择净后用清水漂洗，再用纱布包好备用。猪心肺用水冲洗干净，挤尽血水，与沙参、玉竹一起放入砂锅内，再将葱洗干净放入锅内，注入清水适量，先用武火烧沸，再用文火炖约 1.5 小时，视心肺熟透时即成。食用时加盐少许调味。

【效用】润肺止咳，养胃生津。适合阴虚体质亚健康常感咽干口燥、虚烦失眠多梦者。

3. 莲子百合煲瘦肉

【原料】莲子（去心）20 克，百合 20 克，猪瘦肉 100 克。

【制作】用莲子、百合、猪瘦肉加水适量同煲，肉熟烂后用盐调味食用。

【效用】清心润肺，益气安神。适合阴虚体质亚健康常感咽干口燥、皮肤干燥者。

4. 蜂蜜银耳蒸百合

【原料】百合 120 克，蜂蜜 30 克，银耳 30 克。

【制作】将百合、蜂蜜、银耳拌和均匀，蒸令熟软。

【效用】清心润肺。适合阴虚体质亚健康常感虚烦失眠多梦者。

5. 莲子百合煲鲍鱼汤

【原料】莲子、百合各80克，猪瘦肉450克，鲍鱼300克，生姜3片，生葱1条。

【制作】莲子、百合洗净，浸泡1小时，莲子去心；鲍鱼洗擦干净，猪瘦肉亦洗净，不必刀切。先在镬内下适量清水烧沸，放入生姜1片、葱1条，稍后再下鲍鱼和瘦肉，慢火煮约5分钟，取出洗净。把清水3000毫升（约12碗水量）放进瓦煲内，武火煲沸后放进鲍鱼、瘦肉、百合和生姜，滚后改为文火煲2小时，加入莲子再煲1小时，调入适量食盐和少许生油便可。

【效用】滋阴益气，养心润肺。适合阴虚体质亚健康常感咽干口燥、皮肤干燥者。

6. 生地天冬猪肝汤

【原料】生地20克，天冬15克，鲜菊花10朵，陈皮10克，猪肝、猪瘦肉各150克，生姜3片。

【制作】生地、天冬、鲜菊花、陈皮稍浸泡，洗净，陈皮去瓤；猪肝、猪瘦肉洗净，切为薄片状，用生抽、湿马蹄粉（或生粉）、生油各1汤匙及少许胡椒粉拌腌10分钟。先把生地、天冬、鲜菊花和陈皮、生姜放进铁镬里，加入清水1250毫升（约5碗量），武火煲沸后改文火煲30分钟，加入猪肝和瘦肉、菊花瓣，滚熟，调入适量食盐和生油便可。

【效用】疏肝气、滋肝阴、清肝热。适合阴虚体质亚健康易感视物模糊者。

7. 生地黄煲水蟹

【原料】生地黄50克，水蟹3只，蜜枣2枚，生姜2~3片。

【制作】生地黄、蜜枣用清水洗净，稍浸泡片刻。水蟹宰后洗净，然后与生姜一起放进瓦煲内，加入清水2000毫升（约8碗水量）。武火煲沸后改为文火煲约2小时，调入适量食盐和少许生油便可。

【效用】养阴清热。适合阴虚体质亚健康常感手足心热、腰膝酸软者。

8. 玉竹百合猪瘦肉汤

【原料】玉竹、百合各30克，猪瘦肉300克，生姜2~3片。

【制作】玉竹、百合用清水洗净，稍浸泡；猪瘦肉亦用清水洗净，整块不用刀切；然后一起与生姜放进瓦煲内，加入清水2000~2500毫升（约8~10碗水量）。武火煲沸后改为文火煲约2~3小时，调入适量食盐和少许生油便可。

【效用】滋阴润燥，调和五脏。适合阴虚体质亚健康者食用。

9. 蝉花熟地猪肝汤

【原料】蝉花 20 克，熟地黄 25 克，红枣 4 个，猪肝 200 克，生姜 2 片。

【制作】蝉花、熟地黄、红枣洗净，猪肝洗净，切为薄片，用少许生抽、生粉、生油拌腌片刻。蝉花、熟地黄与红枣、生姜放进瓦煲内，加入清水 2000 毫升（约 8 碗水量），武火煲沸后改为中火煲约 2 小时，放入猪肝滚熟后调入适量食盐和生油便可。

【效用】滋阴明目。适合阴虚体质亚健康易感视物模糊者。

10. 茶梗生地黄粳米汤

【原料】茶梗 5 克，生地黄 10 克，粳米 50 克。

【制作】生地黄洗净，稍浸泡；粳米洗净。先将茶梗和生地黄放进瓦煲内，加入清水 1000 毫升（约 4 碗水量）；武火煲沸后改用中火煎 15~20 分钟，然后去渣取汁，再以药汁煲粳米，熬至 250 毫升（约 1 碗水量）便可。

【效用】养阴清热。适合阴虚体质亚健康常感手足心热、腰膝酸软者。

11. 熟地膏

【原料】熟地 300g。

【制作】将熟地煎熬 3 次，分次过滤去滓，合并滤液，兑白蜜适量，熬炼成膏，装瓶藏之。每服 2 汤匙（约 9~15 克），日服 1~2 次，白开水送服。

【效用】养血滋阴，益肾填精。适合阴虚体质亚健康常感手足心热、腰膝酸软者，亦可用于老年人肝肾阴虚者辅助调养。

12. 麦冬团鱼汤

【原料】麦冬 30 克，团鱼 500 克，大枣 30 克，草果 2 个，姜 10 克，葱 35 克，料酒 25 克，胡椒粉 4 克，味精 4 克，盐 4 克。

【制作】团鱼放入沸水锅内烫死，剁去头、爪，揭去硬壳，掏出内脏洗净，切成 1 厘米见方的丁。团鱼肉、麦冬、大枣、草果、姜、葱、料酒放入锅内，加清水适量，用武火烧沸后，转用文火炖至肉熟，再加盐、胡椒粉、味精，搅匀即成。

【效用】滋阴和胃，双补气血。适合阴虚体质亚健康常感咽干口燥、皮肤干燥者。

13. 冰糖炖海参

【原料】水发海参 50 克，冰糖少许。

【制作】将水发海参洗净，放入瓦锅内，加水适量，放入盛有水的锅内，隔水炖至熟烂。在锅内放冰糖屑,加少量水,熬成糖汁,倒入海参即成。

【效用】补肾益阴,养血润燥。适合阴虚体质亚健康常感咽干口燥、皮肤干燥者。

14. 石斛花生米

【原料】鲜石斛 50 克,花生米 500 克,食盐 6 克,大茴香、山柰各 3 克。

【制作】鲜石斛用水洗净,淘去泥沙,切成长 1 厘米的节;花生米择去霉烂颗粒,用水洗净,沥去水气,待用。锅内加入清水适量,放入食盐、大茴香、山柰,待食盐溶化后把花生米倒入锅中,置旺火上烧沸后,移至文火上煮约 1.5 小时,待花生米入口成粉质时即成。

【效用】滋阴养肺,清热生津。适合阴虚体质亚健康常感咽干口燥、双目干涩者。

15. 莲子银耳羹

【原料】莲子 20 克,银耳 10 克,鸡蛋 1 个,冰糖 60 克,猪油 20 克。

【制作】银耳放入盆内,加温水适量,浸泡约 30 分钟,待发透后摘去蒂头,择净杂质。用手将银耳撕成片状;莲子发透去心;然后把银耳、莲子同时倒入洁净的铝锅内,加水适量,置武火上烧沸后,移文火上煎熬 2～3 小时,至银耳煮烂为止。冰糖放入另一锅中,加水适量,置文火上溶化成汁,用纱布过滤;将鸡蛋打破取蛋清,兑入清水少许,搅匀后倒入锅中搅拌,待烧沸后打去浮沫,将糖汁倒入银耳锅内,起锅时加少许猪油即成。

【效用】养阴润肺,益气生津。适合阴虚体质亚健康常感咽干口燥、皮肤干燥者。

(三) 起居调护

阴虚之体质由于阴不制阳而阳气易亢,应保证充足的睡眠时间,以藏养阴气;工作紧张、熬夜、剧烈运动、高温酷暑的工作生活环境等均应尽量避免;特别是冬季,更要注意保护阴精。肾阴是一身阴气之本,阴虚体质者要节制房事,惜阴保精。阴虚体质者还应戒烟,《本草汇言》云其"味苦辛,气热,有毒",长期吸烟易致燥热内生,容易出现口干咽燥或咯痰咯血。

(四) 运动健身

阴虚质者由于体内津液精血等阴液亏少,运动时易出现咽干口燥、面色潮红、小便少等，只适合做中小强度的间断性身体锻炼，可选择太极拳、太极剑、八段锦等动静结合的传统健身项目，也可习练"六字诀"中的"嘘"字功。锻炼时要及时补充水分。

阴虚质的人多皮肤干燥，可多选择游泳，以滋润肌肤，减少皮肤瘙痒，但不宜桑拿。阴虚体质者不宜进行剧烈运动，避免大强度、大运动量的锻炼形式，避免在炎热的夏天或闷热的环境中运动，以防出汗过多而损伤阴液。

（五）精神调摄

阴虚质者性情较急躁，容易发火，外向好动，活泼，常常心烦易怒。平时宜克制情绪，遇事冷静，安神定志，舒缓情志，学会正确对待喜与忧、苦与乐、顺与逆，保持稳定的心态。可以用练书法、下棋来怡情悦性，用旅游来寄情山水、陶冶情操。平时多听一些曲调舒缓、轻柔、抒情的音乐。

（六）经络穴位调理

治宜滋阴降火，益气培元。由于阴分主要来自肾阴和后天之胃阴，故补阴侧重于滋肾阴和养胃阴。主要取足少阴经穴及相关背俞穴，如太溪、水泉、三阴交、肝俞、肾俞、肺俞、膏肓、横骨、照海、然谷。可自行按摩太溪、三阴交和照海三穴。

四、痰湿质调理方法

痰湿质者多脾虚失司，水谷精微运化障碍，调体法则为健脾祛湿、化痰泄浊。

（一）辨体用方

代表方剂为防己黄芪汤合泽泻汤。常用药物有生黄芪、肉桂、制苍术、冬瓜皮、干荷叶、茯苓、泽泻、生山楂、昆布、海藻、姜黄、生蒲黄等。兼气虚质者，重用生黄芪，加炒白术；腹胀者，加炒莱菔子、鸡内金、砂仁；便秘者，酌加大黄、炒莱菔子、炒白芥子、苏子。

调体要点：①配用温化通阳：湿为阴邪，其性黏滞，宜温化通阳，根据需要可酌加桂枝、厚朴、干姜以及淫羊藿、补骨脂等，但须防温热太过，以免水液受灼而化热生变。②细察痰瘀互夹：痰湿黏滞，阻遏气机，常致血瘀，形成痰瘀互夹，治宜化痰祛湿，兼以活血。③少用甘润之品：甘酸柔润之药亦能滞湿生痰，应予慎用。日常饮食宜少食肥甘甜腻食物。

（二）饮食调养

痰湿质是由于水液内停而痰湿凝聚，以黏滞重浊为主要特征的体质状态。因此，痰湿质亚健康者在饮食上宜清淡，多摄取能够宣肺、健脾、益肾、化湿、通利三焦的食物，如薏米、赤小豆、扁豆、蚕豆、花生、海蜇、胖头鱼、鲫鱼、鲤鱼、鲈鱼、文蛤、山药、白萝卜、洋葱、豆角、冬瓜、竹笋、紫菜、枇杷、荸荠、橄榄、辣椒、咖喱、生姜等。

可以吃些偏温燥的食物，如生姜，但要注意痰湿质者吃姜是有讲究的，要挑时间吃。正如谚曰"冬吃萝卜夏吃姜，不劳医生开药方"，"上床萝卜下床姜，夜晚生姜赛砒霜"。夏天要坚持喝"红糖姜茶"（姜片、红糖、枣片一起煮成），特别适合女性。痰湿质者要少吃肥甘、油腻、滋补、寒凉饮食，如猪肥肉、油炸食品、冰激凌以及甜碳酸饮料等。

药膳举例：

1. 山药冬瓜汤

【原料】山药50克，冬瓜150克。

【制作】山药、冬瓜置锅中慢火煲30分钟，调味后即可食用。

【效用】健脾，益气，利湿。适合痰湿体质亚健康者及单纯性肥胖者。

2. 赤豆鲤鱼汤

【原料】活鲤鱼1尾（约800克），赤小豆50克，陈皮10克，辣椒6克，草果6克。

【制作】将活鲤鱼去鳞、鳃、内脏；将赤小豆、陈皮、辣椒、草果填入鱼腹，放入盆内，加适量料酒、生姜、葱段、胡椒以及食盐少许，上笼蒸熟即成。

【效用】健脾除湿化痰。适合痰湿体质亚健康常感胸闷痰多者。

3. 薏苡仁粥

【原料】生薏苡仁50克，粳米60克。

【制作】生薏苡仁、粳米同放锅中，武火煮沸后文火煮2小时，加入适量白糖调味即可。

【效用】健脾除湿化痰。适合痰湿体质亚健康者或兼湿热体质者。

4. 荷叶粥

【原料】干荷叶 30 克，粳米 60 克。

【制作】干荷叶揉碎，与粳米同放锅中，共熬成粥。

【效用】健脾除湿降脂。适合痰湿体质亚健康伴血脂过高者。

5. 赤小豆冬瓜生鱼汤

【原料】赤小豆 60 克，冬瓜连皮 750 克，生鱼 1 条（约 150 ~ 200 克），生姜 2 ~ 3 片。

【制作】冬瓜连皮洗净切为块状；生鱼洗净，去鳞及肠脏，然后与生姜、赤小豆一起放进瓦煲里，加入清水 2000 毫升（约 8 碗水量），先用武火煲至沸滚，改用文火煲约 1.5 小时，调入适量食盐和少许生油便可。

【效用】健脾祛湿。适合痰湿体质亚健康或兼湿热体质者。

6. 豆腐干香菇汤

【原料】金针菇 50 克，豆腐干 3 块，冬菇 4 只，红萝卜 250 克，西芹 250 克，生姜 2 片。

【制作】金针菇、冬菇去蒂，豆腐干、西芹洗净，均切为丝状；生姜切碎为蓉状。烧热镬，下生油和姜蓉，片刻后再加入冬菇、豆腐干、西芹等，炒片刻，加入清水 1000 毫升（约 4 碗水量），煮沸熟后下金针菇兜匀，后再下以适量清水拌匀的玉米粉，片刻后下适量食盐和少许生油即可。

【效用】清湿热，健脾胃。适合痰湿体质亚健康者。

7. 冬瓜荷叶薏米排骨汤

【原料】冬瓜 1000 克，鲜荷叶 1 片，薏米 30 克，猪排骨 500 克，生姜 2 ~ 3 片。

【制作】冬瓜连皮洗净，切成块状；薏米、荷叶洗净，稍浸泡；猪排骨洗净斩为小块，然后与生姜一起放进瓦煲内，加入清水 3000 毫升（约 12 碗水量）；先用武火煲沸，再改为文火煲约 3 小时，加入适量食盐和少许生油便可。

【效用】清热祛湿，行水消肿。适合痰湿体质亚健康形体肥胖、常感口中黏腻者。

8. 昆布海藻排骨汤

【原料】昆布、海藻各 40 克，猪排骨 500 克，生姜 2 ~ 3 片。

【制作】昆布、海藻洗净，稍浸泡 30 分钟；猪排骨洗净斩为小块，然后与生姜一起放进瓦煲内，加入清水 3000 毫升（约 12 碗水量）；先用武火煲沸，再改为文火煲 3.5 小时，调入适量食盐和少许生油便可。

【效用】软坚消痰，兼能降压。适合痰湿体质亚健康者。

9. 冬菇丝冬瓜肉粒汤

【原料】冬菇 100 克，冬瓜 1000 克，猪瘦肉 500 克，苡仁 30 克，生姜 2～3 片。

【制作】冬菇洗净，浸泡至软，切成丝状；苡仁洗净；冬瓜洗净，切为小块状；猪瘦肉洗净，切成粒状，然后与生姜一起放进瓦煲内，加入清水 3000 毫升（约 12 碗水量）；先用武火煲沸，后改为文火煲 3 小时，调入适量食盐和生油便可。

【效用】健脾养胃。适合痰湿体质亚健康者。

10. 葫芦瓜猪瘦肉汤

【原料】葫芦瓜 1～2 个（约 800～900 克），猪瘦肉 500 克，生姜 2～3 片。

【制作】葫芦瓜洗净，连皮切块状；猪瘦肉洗净，不用切块。把它们一起与生姜放在瓦煲内，加入清水 2500 毫升（约 10 碗水量）。武火煲沸后改用文火约煲 2.5 小时，调入适量食盐和生油便可。

【效用】清热利尿，除烦止渴。适合痰湿体质亚健康者。

11. 鲜荷双菇汤

【原料】干冬菇 100 克，鲜草菇 250 克，鲜荷叶 1 块，莲子 100 克，猪瘦肉 400 克，生姜 3 片。

【制作】干冬菇清水浸软，去蒂，洗净；鲜草菇洗净，用刀在底部切"十"字，放在沸水中稍滚后取出；莲子洗净，浸泡；猪瘦肉洗净，不用刀切。以上原料与生姜一起放进瓦煲内，加入清水 2500 毫升（约 10 碗水量），先武火煲沸，再改文火煲 2.5 小时，放入适量食盐和生油便可。

【效用】健脾益气，降压祛脂。适合痰湿体质亚健康易发胸闷、痰多、口中黏腻者。

12. 豆腐雪菜荷叶滚肉片汤

【原料】豆腐 2 块，鲜荷叶半块，雪菜 20 克，猪瘦肉 250 克，生姜 3 片。

【制作】豆腐洗净，切粒状；鲜荷叶洗净，切片；雪菜洗净，晾干水；猪瘦肉洗净，切薄片，用生抽、生粉、生油各 1 汤匙拌腌。锅中加清水 1500 毫升（约 6 碗量），武火烧开后下豆腐、雪菜，再下荷叶、生姜和肉片滚至熟，调入适量食盐便可。

【效用】开胃生津，减肥降脂。适合痰湿体质亚健康者。

13. 果仁排骨

【原料】草果仁 10 克，薏苡仁 50 克，猪排骨 2500 克，生姜 50 克，葱 50 克，花椒 5 克，料酒 50 克，冰糖屑 50 克，芝麻油 5 克，味精 3 克，食盐 3 克，卤汁适量。

【制作】草果仁、薏苡仁分别放在锅内炒黄，略加捣碎，加清水煎熬 2 次，收集过滤药液 5000 毫升；将猪排骨洗净，边角修砍整齐，放入盛药汁的锅中，再把姜、葱洗净，拍松下入锅中，同时下入花椒，置火上烧沸，打去浮沫，煮至排骨六七成熟时捞出稍晾。

卤汁倒入锅内，置文火上烧沸，将排骨再放入锅中，卤至熟透，即刻起锅。注意不要卤得时间过长，以免骨肉分离。锅中加适量卤汁，加冰糖、味精、食盐，在文火上收成浓汁，烹入料酒后均匀涂在排骨表面，再抹上芝麻油即成。

【效用】健脾燥湿，行气止痛。适合痰湿体质亚健康常感面部皮肤油脂较多、汗多而黏者。

（三）起居调护

痰湿体质之人以湿浊偏盛为特征。湿性重浊，易阻滞气机，遏伤阳气。平时应多进行户外活动，经常晒太阳或进行日光浴，以舒展阳气，通达气机。保持居室干燥。衣着应透湿散气。在湿冷的气候条件下要减少户外活动，避免受寒雨淋。

（四）运动健身

痰湿体质者形体多肥胖，身重易倦，故应长期坚持运动锻炼，如散步、慢跑、乒乓球、羽毛球、网球、游泳，以及适合自己的各种舞蹈。痰湿质人要加强机体物质代谢过程，应做较长时间的有氧运动，运动时间应在下午 2～4 点阳气极盛之时。对于体重超重、陆地运动能力极差的人，应当进行游泳锻炼。

痰湿体质的人一般体重较大，运动负荷强度较高时要注意节奏，循序渐进。

（五）精神调摄

痰湿质者性格温和，处事稳重，为人恭谦，多善于忍耐。遇事当保持心境平和，及时消除不良情绪。节制大喜大悲。平时多培养业余爱好。

（六）经络穴位调理

治宜宣肺降气、除湿化痰，取手足太阴、足阳明经穴和相应背俞穴，常用腧穴有太渊、中府、尺泽、列缺、太白、三阴交、丰隆、足三里、肺俞、脾俞、阴陵泉等。

五、湿热质调理方法

湿热质者多湿热蕴结不解，调体法则为分消湿浊、清泄伏火。

（一）辨体用方

代表方剂为甘露消毒丹。常用药物有黄芩、黄连、黄柏、薏苡仁、白蔻仁、龙胆草、苦参、茵陈蒿等。如湿热质易生痤疮者，可选用苇茎汤合枇杷清肺饮加减；易有口臭者，可选用泻黄散加减；男性易见阴囊潮湿或出汗较多，女性易见黄带较多或阴部瘙痒，可选用二妙散合龙胆泻肝汤加减；若夏日感受暑热者，选用六一散加西瓜翠衣，解暑化湿以调体；若夏日不能耐受闷热或潮热气候者，可选用三仁汤。

调体要点：①宣透化湿以散热：根据"火郁发之"之理，可于泻火解毒之剂中加用藿香、防风、茵陈、白芷等品，以宣透清化。②通利化湿以泄热：根据渗湿于热下之理，在清热化湿的同时佐以通利之白茅根、木通、竹叶、薏苡仁，使热从下泄。③慎用辛温助火之品：湿挟热邪，宜苦寒之剂燥之，慎用辛温，以防助热。宜戒烟限酒，少食辛辣香燥，常食绿豆、冬瓜汤及瓜果蔬菜，保持大小便通调。

（二）饮食调养

湿热质者是以湿热内蕴为主要特征的体质状态，宜食用清利化湿的食物，如红小豆、绿豆、蚕豆、四季豆、鸭肉、兔肉、鲫鱼、鲤鱼、田螺、海带、紫菜、冬瓜、丝瓜、苦瓜、黄瓜、菜瓜、西瓜、白菜、芹菜、荠菜、卷心菜、空心菜、竹笋、莴笋、葫芦、莲藕、萝卜、豆角、绿豆芽、荸荠、梨、绿茶、花茶、薏苡仁、莲子、茯苓等。

体质内热较盛者，禁忌辛辣燥烈、大热大补的食物，如辣椒、生姜、大葱、大蒜、鹿肉、狗肉、羊肉、牛肉、动物内脏、荔枝、芒果、菠萝、酒、奶油等。少吃肥甘厚腻的食物以及温热食品和饮品。最忌讳食用经过油炸、煎炒、烧烤等高温加工烹制而成的食物。

药膳举例：

1. 绿豆藕

【原料】粗壮肥藕1节，绿豆50g。

【制作】藕去皮，冲洗干净备用。绿豆用清水浸泡后取出，装入藕孔内，放入锅中，加清水炖至熟透，调以食盐进食。

【效用】清热解毒，明目止渴。适合湿热体质亚健康常感口苦口干者。

2. 百莲酿藕

【原料】百合15克，莲米15克，鲜藕500克，橘红15克，薏苡仁15克，芡实15克，糯米125克，蜜樱桃30克，瓜片15克，白糖500克，猪油60克。

【制作】取鲜藕粗壮部位，削去一头，内外洗净，用竹筷透通孔眼；将淘洗过的糯米由孔装入抖紧，用刀背敲拍孔口，使之封闭不漏；放锅内煮烂后，捞入清水中漂起，然后刮去外面粗皮，切成6毫米厚的圆片待用。莲米刷净皮，捅去心，同薏苡仁、百合、芡实分别择净，冲洗后装入碗中，加清水适量，上笼蒸烂待用。将瓜片、橘红切成丁，蜜樱桃对剖。猪网油修一方块，铺于碗内，蜜樱桃随意摆成花纹图案，再相继放入瓜片、橘红丁和薏苡仁、百合、芡实、莲米等原材料，同时将藕片摆成一定图案；摆好后洒入白糖，上笼蒸至极烂，翻于圆盆内，揭去猪网油，将其余白糖收成糖汁挂上即成。

【效用】清热润肺，安神养心。适合湿热体质亚健康常感心烦急躁者。

3. 玉米须煲蚌肉

【原料】玉米须60克，蚌肉150~250克，生姜2~3片。

【制作】玉米须用清水洗净，再浸泡30分钟；购回来的蚌要注意若是从泥塘里刚取回的要用清水养1~2日，且勤换水，以去清蚌肉的污泥，烹煮前再取清水洗净。然后各物一起放进瓦煲内，加入清水2000毫升（约8碗水量），武火煲沸后改用文火煲1.5小时，调入适量食盐和生油便可。

【效用】清热止渴，祛湿明目。适合湿热体质亚健康常伴身重困倦者。

4. 绵茵陈猪肉汤

【原料】绵茵陈30克，猪瘦肉150克，生姜2~3片。

【制作】绵茵陈用清水浸泡，清洗2遍，去除泥土和灰尘；猪瘦肉亦用清水洗净，不必刀切。然后与生姜一起放进瓦煲内，加入清水2000毫升（约8碗水量），先以武火煲沸，再改用文火煲1.5小时，调入适量食盐和少许生油便可。

【效用】健脾祛湿。适合湿热体质亚健康常感口苦口干者。

5. 车前草煲猪肉

【原料】新鲜车前草60克（如用干品为30克），猪肉500克，生姜3片。

【制作】车前草洗净，稍浸泡片刻；猪肉用刀切成小块，用少许食盐稍腌片刻。然后与生姜一起放进瓦煲内，加入清水2000毫升（约8碗水量），用武火煲沸后改用文火煲1.5小时，调入适量食盐和生油便可。

【效用】清热祛湿。适合湿热体质亚健康易发痤疮、常感口苦口干者。

6. 土茯苓煲龟

【原料】土茯苓200~250克，龟1~2只，生姜2~3片。

【制作】土茯苓洗净，浸泡片刻；龟置盆中后淋入热水，使其排清尿，洗净，宰杀后去头、爪和内脏，但连龟甲同用。先把土茯苓放进瓦煲内，加入清水3000毫升（约12碗水量），煎熬1小时，然后放入龟和生姜再熬1.5小时，加入盐、油便可。

【效用】清热燥湿。适合湿热体质亚健康易发痤疮、常感口苦口干者。

7. 白果扁豆猪肚汤

【原料】白果15颗，扁豆、薏米各30克，胡椒15颗，猪肚（即猪胃）1个，猪瘦肉50克，生姜4片。

【制作】白果去壳，洗净；猪瘦肉洗净，不必刀切；扁豆、薏米洗净，稍浸泡；胡椒稍打碎；猪肚翻开，用刀刮去脏杂，冲洗，涂上豆粉后再洗一遍，再冲洗，用食盐洗擦，再放水冲洗干净，切为条状块。然后各原料与生姜一起放进瓦煲内，加入清水3000毫升（约12碗水量），先用武火煲沸，再改用文火煲2~3小时，调入适量食盐和少许生油便可。

【效用】健脾祛湿。适合湿热体质亚健康或兼痰湿体质者。

8. 老黄瓜赤小豆煲猪肉汤

【原料】老黄瓜1000克，赤小豆80克，猪肉500克，蜜枣4个，陈皮10

克，生姜 1～2 片。

【制作】赤小豆、蜜枣、陈皮洗净，陈皮刮去瓤，并一起浸泡；老黄瓜洗净，连皮切为厚块状；猪肉洗净，不用刀切。先放陈皮于瓦煲内，加入清水3000 毫升（约 12 碗水量），武火煲沸后再加入老黄瓜、猪肉、蜜枣、生姜，煮沸后改为文火煲约 2.5 小时，调入适量食盐和生油即可。

【效用】清热利湿。适合湿热体质亚健康常有小便短黄症状者。

9. 金银花水鸭汤

【原料】金银花 9 克，生地 6 克，水鸭 1 只，猪瘦肉 250 克，生姜 2～3 片。

【制作】金银花、生地洗净，稍浸泡；水鸭宰净，去肠杂、尾巴部，洗净砍件；猪瘦肉洗净，不用刀切。然后将所有原料与生姜一起放进瓦煲内，加入清水 3000 毫升（约 12 碗水量），先用武火煲沸，再改为文火煲 3 小时，调入适量食盐和生油便可。

【效用】祛湿解毒。适合湿热体质亚健康易发痤疮、常感口苦口干者。

10. 泥鳅炖豆腐

【原料】泥鳅 500 克，豆腐 250 克。

【制作】泥鳅去腮及内脏，冲洗干净，放入锅中，加清水后煮至半熟，再加豆腐、食盐适量，炖至熟烂即成。

【效用】清利湿热。适合湿热体质亚健康者。

11. 苡仁鲤鱼汤

【原料】苡仁 50 克，鲤鱼 1000 克，姜 10 克，葱 15 克，料酒 25 克，盐 4 克，芫荽 20 克，荜茇 10 克，味精 4 克，醋 10 克。

【制作】鲤鱼去鳞、鳃及内脏，洗净后切成中等方块。葱、姜洗净，拍破待用。鲤鱼、葱、姜、荜茇放入锅内，加清水适量，用武火烧沸后转用文火烧约 40 分钟，再加苡仁、芫荽、料酒、味精、醋即成。

【效用】利水消肿，下气通乳。适合湿热体质亚健康者。

12. 炒绿豆芽

【原料】绿豆芽 250 克，菜油、生姜、葱、食盐、味精各适量。

【制作】绿豆芽挑去杂质，洗净；菜油放入热锅内，加热，然后下入绿豆芽，再放食盐、酱油，翻炒去生，加味精即成。

【效用】解热毒，利三焦。适合湿热体质亚健康易发热毒疮疡、小便赤热不利者。

13. 香椿鱼

【原料】鲜香椿叶250克，菜油500克，淀粉、食盐、生姜、葱各适量。

【制作】香椿叶洗净，切碎，调入面糊（或豆粉糊）和食盐少许。菜油倒入锅内烧热，把裹糊料的香椿用勺徐徐放入油锅内成条索状，形似小鱼，待炸黄熟透后捞出即成。

【效用】清热利湿，利尿解毒。适合湿热体质亚健康者。

（三）起居调护

湿热质以湿热内蕴为主要特征。应避免长期熬夜或过度疲劳。要保持二便通畅。注意个人卫生，预防皮肤病变。烟草为辛热秽浊之物，易于生热助湿，久受烟毒可内生浊邪，酒性热而质湿，《本草衍义补遗》言其"湿中发热近于相火"，堪称湿热之最，必须力戒烟酒。

（四）运动健身

湿热质者以湿浊内蕴、阳热偏盛为主要特征，适合做大强度、大运动量的锻炼，如中长跑、游泳、爬山、各种球类等，以消耗体内多余的热量，排泄多余的水分，达到清热除湿的目的。还可以将健身力量练习（如杠铃）和中长跑相结合。气功六字诀中的"呼"、"嘻"字诀也有健脾清热利湿的功效。湿热质的人在运动时应避开暑热环境。

（五）精神调摄

湿热质者多急躁易怒。要多参加各种活动，多听轻松音乐，克制过激的情绪。合理安排自己的工作、学习和生活，培养广泛的兴趣爱好。

（六）经络穴位调理

重在清热利湿，取足太阴、足厥阴经穴为主，取穴可选肺俞、膈俞、脾俞、肾俞、三阴交、太溪、阴陵泉、足三里、中脘。还可将掌心搓热，用后掌（劳宫穴）摩腹，先顺时针摩再逆时针摩，约20分钟左右即可。

六、血瘀质调理方法

血瘀质者多血脉瘀滞不畅，调体法则为活血祛瘀，疏利通络。

（一）辨体用方

代表方剂为血府逐瘀汤。常用药物有桃仁、红花、丹参、赤芍、当归、川芎、生山楂、玫瑰花、茜草、蒲黄等。血瘀质易患心悸、失眠、健忘、胸痛者，选用血府逐瘀汤；女性易患痛经者，选用桃红四物汤合失笑散加减；宿有癥病者，选用桂枝茯苓丸加味；血瘀质因瘀血内积而见形体消瘦、肌肤甲错、目眶暗黑等干血成劳表现者，选用大黄䗪虫丸。

调体要点：①养阴以活血：由于津血同源，津枯则血燥，体内津液不足，"干血"内留，亦是血瘀质的成因之一。《金匮要略》大黄䗪虫丸中重用生地黄，说明养阴凉血在阴虚有"干血"的情况下是重要的治法。②调气以化瘀：气滞则血瘀，气行则血畅，故活血调体常配以理气之剂，药如枳壳、陈皮、柴胡等。③女性防动血：活血祛瘀药虽能促进血行，但其性破泄，易于动血、伤胎，故凡女性月经期、月经过多及孕妇均当慎用或忌用。

（二）饮食调养

血瘀质者具有血行不畅甚或瘀血内阻之虞，因此血瘀质亚健康者在饮食上应选择具有活血化瘀功效的食物，如生山楂、番木瓜、芒果、黑豆、黄豆、香菇、茄子、油菜、红糖、黄酒、葡萄酒等。要正确对待饮酒问题，酒虽然有活血作用，但伤肝，因此不宜饮用烈性酒；少量饮用葡萄酒、糯米甜酒，既可活血化瘀，又对肝脏构不成严重危害，有益于促进血液循环，比较适合女性。不宜吃收涩、寒凉、冰冻之物，如乌梅、柿子、石榴、苦瓜、花生米等。不可多吃高脂肪、高胆固醇、油腻食物，如蛋黄、虾、猪头肉、猪脑、奶酪等。山楂可用于血瘀质、血瘀质肥胖者、慢性心脑血管疾病的调养。金橘无活血作用，但疏肝理气作用好，也可用之。韭菜、洋葱、大蒜、桂皮、生姜等适合血瘀质者在冬天食用，或血瘀质兼夹阳虚者食用。凉性活血之品有生藕、黑木耳、竹笋、紫皮茄子、芸薹菜、魔芋等，适合血瘀质者在夏天食用，或血瘀质兼夹湿热、阴虚内热体质的人食用。菇类养肝护肝，防癌抗癌，也很适合血瘀体质者。水产中的螃蟹可用于消散外伤后遗留的瘀血，海参对血瘀质形体干枯、皮肤干燥者效果好。醋有助于软化血管。菜子油有活血之功，但有小毒。玫瑰花、茉莉花泡茶喝有疏肝理气、活血化瘀之功。

药膳举例：

1. 山楂红糖汤

【原料】生山楂 10 枚，红糖 30 克。

【制作】生山楂冲洗干净，去核打碎，放入锅中，加清水煮约 20 分钟，调以红糖进食。

【效用】活血散瘀。适合血瘀体质亚健康兼见消化不良者。

2. 黑豆川芎粥

【原料】川芎 10g，黑豆 25g，粳米 50g。

【制作】川芎用纱布包裹，和黑豆、粳米一起加水煮熟，加适量红糖，分次温服。

【效用】活血祛瘀，行气止痛。适合血瘀体质亚健康者。

3. 益母草煲鸡蛋

【原料】益母草 30～60 克，青皮鸡蛋 1～2 个。

【制作】益母草用清水反复洗净，并浸泡 15 分钟，之后与鸡蛋一起放进瓦煲内，加入清水 450～500 毫升（约 1 碗半至 2 碗水量），煎煮 20 分钟，捞起鸡蛋放入清水中片刻，去蛋壳后再放进瓦煲内继续煎煮，如不习惯中药气味可加入适量红糖，煎煮片刻即可。

【效用】活血调经。适合血瘀体质亚健康者，尤其适用于妇女月经不调者。

4. 泽兰炖鳖

【原料】泽兰 10～15 克，鳖 1 只，生姜 2～3 片。

【制作】先用热水烫鳖，使其排尿，切开去肠脏；泽兰研末，纳入鳖腹内（甲与肉同用），然后与生姜一起放进炖盅内，加入适量的冷开水，隔水炖约 2.5 小时，调入适量食盐和生油，稍炖片刻便可。

【效用】滋阴活血。适合血瘀体质亚健康者，尤其适用于妇女月经不调者。

5. 红花三七蒸老母鸡

【原料】老母鸡 1 只（约 1000 克），参三七 10 克，红花 15 克，陈皮 10 克。

【制作】将老母鸡宰杀，剖腹去内脏，洗净后放入三七、红花、陈皮，文火蒸熟至肉烂，加葱、盐、姜调味，分餐食之。

【效用】活血化瘀。适合血瘀体质的老年亚健康者。

6. 芎归三七炖猪肉

【原料】川芎 6 克，当归 9 克，三七 10 克，猪肉 500 克。

【制作】川芎、当归、三七、猪肉同放入煲内，加清水适量，文火炖 2 ~ 3 小时，饮汁吃肉，连用 5 ~ 6 天。

【效用】活血化瘀。适合血瘀体质亚健康者。

7. 山楂牛肉干

【原料】生山楂 50 克，牛肉 400 克，素油 1000 克（实耗 50 克），香油 20 克，姜 10 克，葱 20 克，盐 6 克，花椒 4 克，料酒 25 克，酱油 20 克，味精 4 克，白糖 10 克。

【制作】牛肉剔去皮筋，洗净备用；山楂去杂质，生姜切片，葱切段。将山楂 20 克放入锅内，加水约 2000 毫升，在火上烧沸后再放入牛肉，共同煮熬至六成熟；捞出牛肉稍晾后切成约长 6 厘米、宽 1.5 厘米的粗条，用酱油、生姜、葱、料酒、花椒等调料将肉条拌匀，腌制 1 小时，再沥去水分。将油放入铁锅内，文火炼熟，投入肉条炸干水分，至色微黄即用漏勺捞起，沥去油；将锅内油倒出，锅底留少量余油，再置火上，投入余下的山楂，略炸后再将肉干倒入锅中，反复翻炒，微火焙干，即可起锅置于盘中，淋入香油，撒上味精、白糖，拌匀即成。

【效用】活血化瘀，化食消积。适合血瘀体质亚健康兼见消化不良者。

8. 川芎牛膝炖鱼头

【原料】川芎 15 克，牛膝 10 克，鳙鱼头 1 个（约 200 克），生姜、葱、食盐、料酒各适量。

【制作】将川芎洗净，切片；牛膝洗净；鳙鱼头去鳃，洗净。将药物、鱼头放入铝锅中，加生姜、葱、食盐、料酒、水各适量。将铝锅置武火上烧沸，再用文火炖熟即成。食用时加味精少许。

【效用】活血化瘀，兼补肝肾。适合老年血瘀体质亚健康者。

（三）起居调护

血瘀质者具有血行不畅的倾向。血得温则行，得寒则凝。血瘀质者要避免寒冷刺激。日常生活中应注意动静结合，不可贪图安逸而加重气血瘀滞。

（四）运动健身

血气贵在流通，通过运动可使全身经络气血通畅，五脏六腑调和。应选择一些有益于促进气血运行的运动项目，坚持经常性锻炼，如易筋经、保健功、导引、太极拳、太极剑、五禽戏、步行健身法、徒手健身操及各种舞蹈等。血瘀质的人心血管机能较弱，不宜进行大强度、大负荷的体育锻炼，而应该采取中小负荷、多次数的锻炼，步行健身法值得提倡。

血瘀质的人在运动时要特别注意自己的感觉，如有下列情况之一，应当停止运动，到医院进行检查：胸闷或绞痛，呼吸困难；恶心，眩晕，头痛；特别疲劳；四肢剧痛；足关节、膝关节、髋关节等疼痛；两腿无力，行走困难；脉搏显著加快。

（五）精神调摄

血瘀质者常心烦、急躁、健忘，或忧郁、苦闷、多疑。苦闷忧郁会加重血瘀。应保持心情愉快、乐观，及时消除不良情绪，防止郁闷不乐而致气机不畅、血行受阻。可多听一些抒情柔缓的音乐来调节情绪。

（六）经络穴位调理

初期只针不灸，用泻法，或以三棱针点刺出血，并施行刺血拔罐术。后期针灸并用，平补平泻，促使瘀血消散。选足厥阴肝经及背俞穴，取穴可选择血海、膈俞、心俞、气海、膻中、肝俞、合谷、太冲、阿是穴。还可选择刮痧，自下往上刮脊柱两侧的膀胱经，以活血化瘀。保健按摩可使经络畅通，促进血液循环。

七、气郁质调理方法

气郁质者多气机郁滞，调体法则为疏肝行气、开其郁结。

（一）辨体用方

代表方剂为越鞠丸。常用药物有柴胡、陈皮、川芎、香附、枳壳、白芍、甘草、当归、薄荷等。气郁质者多兼血郁、痰郁、火郁、湿郁、食郁，但以"气郁"为先导，临证总以柴胡、香附、枳壳等行气药为主，血郁加丹参、桃仁；痰郁加半夏、竹茹；火郁加连翘、栀子；湿郁加苍术、厚朴；食郁加神曲、山楂等。如气郁质易患梅核气者，合用半夏厚朴汤；易患失眠者，选用逍遥散；易患抑郁症者，选用柴胡加龙骨牡蛎汤加减；易患脏躁者，选用甘麦大枣汤加味；易患百合病者，选用百合地黄汤加味。

调体要点：①掌握用药法度：理气不宜过燥，以防伤阴；养阴不宜过腻，以防黏滞；用药不宜峻猛，以防伤正。②提倡情志相胜：气郁质者情志不畅，必须充分重视精神调节，如语言开导、顺情解郁，或采用情志相胜、移情易性等方法。

（二）饮食调养

气郁质是气机郁滞不畅的体质状态，因此宜选用具有理气解郁、调理脾胃功能的食物，如大麦、荞麦、高粱、白萝卜、洋葱、香菜、包心菜、苦瓜、丝瓜、黄花菜、刀豆、蘑菇、豆豉、海带、海藻、柑橘、柚子、山楂、菊花、玫瑰花、茉莉花等。

气郁体质亚健康者应少吃收敛酸涩的食物，如石榴、乌梅、青梅、杨梅、草莓、杨桃、酸枣、李子、柠檬、南瓜、泡菜等，以免阻滞气机，因气滞而血凝。亦不可多食冰冷食物，如雪糕、冰淇淋、冰冻饮料等。

药膳举例：

1. 橘皮粥

【原料】橘皮50克，粳米100克。

【制作】橘皮研细末备用。粳米淘洗干净，放入锅内，加清水。煮至粥将成时加入橘皮，再煮10分钟即成。

【效用】理气运脾。适合气郁体质亚健康者或兼痰湿体质者。

2. 疏肝粥

【原料】柴胡6克，白芍、枳壳各12克，香附、川芎、陈皮、甘草各3克，粳米50克，白糖适量。

【制作】将以上七味中药水煎，取汁去渣，加入粳米煮粥，待粥将成时加白糖调味。

【效用】疏肝解郁。适合气郁体质亚健康以神情抑郁、胸闷不舒为主要特征者。

3. 玫瑰花鸡肝汤

【原料】银耳15克，玫瑰花10克，茉莉花24朵，鸡肝100克。

【制作】银耳洗净撕成小片，清水浸泡待用；玫瑰花、茉莉花温水洗净；鸡肝洗净切薄片备用。将水烧沸，先入料酒、姜汁、食盐，随即下入银耳及鸡肝，烧沸，打去浮沫，待鸡肝熟后调味，最后入玫瑰花、茉莉花稍沸即可。

【效用】疏肝解郁，健脾宁心。适合气郁体质亚健康者，尤其适用于女性。

4. 佛手陈皮蚌肉汤

【原料】佛手、陈皮各 6 克，蚌肉 250 克，琼脂 30 克，蜜枣 6 个，生姜 3 片。

【制作】佛手、陈皮、蜜枣洗净，陈皮去瓤，蜜枣去核，稍浸泡；蚌肉、琼脂分别洗净，浸泡。然后一起与生姜放进瓦煲内，加入清水 2000 毫升（约 8 碗水量），武火煲沸后改为文火煲 1.5 ~ 2 小时，调入适量食盐、生油便可。

【效用】行气解郁，清热消痰。适合气郁体质亚健康兼见痰多、气短者。

（三）起居调护

气郁质者有气机郁结倾向。要舒畅情志，宽松衣着，适当增加户外活动和社会交往，以放松身心，和畅气血，减少怫郁。

（四）运动健身

气郁质是由于长期情志不畅、气机郁滞而形成，体育锻炼的目的是调理气机，舒畅情志。应尽量增加户外活动，可坚持较大量的运动锻炼。锻炼方法主要有大强度、大负荷练习法、专项兴趣爱好锻炼法和体娱游戏法。

大强度、大负荷的锻炼是一种很好的发泄式锻炼，如跑步、登山、游泳、打球等，有鼓动气血、疏发肝气、促进食欲、改善睡眠的作用。

有意识学习某一项技术性体育项目，定时进行练习，从提高技术水平上体会体育锻炼的乐趣，是一种很好的方法。如练太极拳、五禽戏、瑜伽、武术等。

体娱游戏如下棋、打牌等，具有娱情怡志，促进人际交流，分散注意力，消除焦虑状态的作用。

气郁质者气机运行不畅，可练习"六字诀"中的"嘘"字功，以舒畅肝气。还可以进行摩面、叩齿、甩手动作以及打坐放松训练等。

（五）精神调摄

气郁质者性格内向不稳定，忧郁脆弱，敏感多疑，经常发脾气、心慌、叹息，甚至脾气古怪，对精神刺激适应能力差，不适应阴雨天。"喜则胜忧"，要主动寻找快乐，常看喜剧、励志剧，常听轻松的音乐和相声，多参加有益的社会活动，培养开朗、豁达的性格。

（六）经络穴位调理

经络调理重在理气解郁、畅通气血，只针不灸，用泻法。常用腧穴可选膻中、期门、太冲、肝俞、合谷、三阴交等。

八、特禀质调理方法

特禀质多是由于先天性或遗传因素所形成的一种特殊体质类型。对于先天性、遗传性疾病或生理缺陷，一般无特殊调治方法；或从亲代调治，防止疾病遗传。过敏质是特禀质的一种特殊类型，主要因肺气不足、卫表不固、津亏血热而成，调理之法或益气固表，或凉血消风，总以纠正过敏体质为法。

（一）辨体用方

调理过敏质的代表方剂为过敏康Ⅱ方（王琦教授经验方）。常用药物有乌梅、蝉蜕、黄芪、百合、黄芩、牡丹皮等。过敏质者症状表现各不相同，临证主要在于辨病加减，若鼻流清涕、目痒鼻塞者，以清肺消风为主，可酌加辛夷、苍耳子、细辛、鹅不食草等；若皮肤风疹或湿疹者，可酌加茜草、紫草、生甘草、地骨皮、冬瓜皮、白鲜皮；过敏性哮喘者，合用麻杏石甘汤加减等。

调体要点：①注重养生：生活中要加强身体锻炼，顺应四时变化，以适寒温。②加强调护：尽量避免接触致敏物质，如尘螨、花粉、油漆等。古代文献认为饮食过敏可致哮喘，因而有"食哮"、"鱼腥哮"等名，因此要注意饮食，忌食鱼腥发物。

（二）饮食调养

特禀质者饮食调养应根据个体的实际情况制定不同的保健食谱。就过敏体质亚健康者而言，饮食宜清淡，忌生冷、辛辣、肥甘油腻及各种"发物"（致敏食物），如酒、鱼、虾、蟹、辣椒、浓茶、咖啡等。

药膳举例：

1. 固表粥

【原料】乌梅15克，黄芪20克，当归12克，粳米100克。

【制作】乌梅、黄芪、当归放砂锅中加水煎开，再用小火慢煎成浓汁。取出药渣后再加水煮粳米成粥，加冰糖趁热食用。

【效用】养血消风，扶正固表。适合过敏体质亚健康易发皮肤过敏者。

2. 葱白红枣鸡肉粥

【原料】粳米 100 克，红枣 10 枚，连骨鸡肉 100 克，葱白、香菜各少许。

【制作】粳米、红枣（去核）、连骨鸡肉分别洗净；姜切片；香菜、葱切末。锅内加水适量，放入鸡肉、姜片大火煮开。然后放入粳米、红枣熬 45 分钟左右。最后加入葱白、香菜，调味服用。

【效用】养血祛风。适合过敏体质亚健康易发过敏性鼻炎者。

3. 白芷黄芪煲猪肉

【原料】白芷 10 克，黄芪、白花蛇舌草、葛根各 25 克，蜜枣 3 个，猪肉 400 克，生姜 3 片。

【制作】白芷、黄芪、白花蛇舌草、葛根洗净，蜜枣去核，猪肉洗净。与生姜一起放入瓦煲内，加入清水 2500 毫升（10 碗量），武火煲沸后改文火煲 2 小时，调入适量食盐即成。

【效用】行气固表，祛风通窍。适合过敏体质亚健康易发过敏性鼻炎者。

4. 柠檬片炖鹌鹑

【原料】柠檬（宜取较熟的，避免过酸）2~3 片，鹌鹑 2 只，生姜 3 片。

【制作】鹌鹑宰杀洗净，并置沸水中稍滚片刻，再洗净。与生姜、柠檬一起放进炖盅，加入冷开水 1250 毫升（约 5 碗量），加盖隔水炖 3 小时即成。进服时调入适量食盐。

【效用】止咳化痰，健脾生津。适合过敏体质亚健康易发过敏性鼻炎、过敏性哮喘者。

5. 夷花煲鸡蛋

【原料】辛夷花 12 克，鸡蛋 2 个。

【制作】辛夷花用清水稍浸泡，洗净。然后与鸡蛋一起放进瓦煲内，加入清水 750 毫升（约 3 碗水量），武火煲沸后改为文火煎约 1 小时，然后捞起鸡蛋，放进清水片刻，取出，去蛋壳后再放进瓦煲内煲片刻即成。

【效用】祛风、通窍、止痛。适合过敏体质亚健康易发过敏性鼻炎者。

6. 灵芝黄芪炖猪瘦肉

【原料】野生灵芝（无柄赤芝为佳）15 克，黄芪 15 克，猪瘦肉 100 克，食盐、葱、生姜、料酒、味精各适量。

【制作】灵芝、黄芪洗净，切片备用。猪瘦肉洗净，切成 2 厘米见方的块，放入铝锅内，加灵芝、黄芪、调料、水适量。铝锅置武火上烧沸后，改用文火炖熬至猪瘦肉熟烂即成。

【效用】补脾益肺。适合过敏体质亚健康者。

（三）起居调护

特禀质者应根据个体情况调护起居。其中过敏体质者由于容易出现水土不服，在陌生的环境中要注意减少户外活动，避免接触各种致敏的动植物，适当服用预防性药物，以减少发病机会。在季节更替之时要及时增减衣被，增强机体对环境的适应能力。

（四）运动健身

特禀质的形成与先天禀赋有关，可练"六字诀"中的"吹"字功，以培补肾精肾气。同时可选择有针对性的运动锻炼项目，逐渐改善体质。但过敏体质者要避免春天或季节交替时长时间在野外锻炼，以防止过敏性疾病发作。

（五）精神调摄

特禀质者应合理安排作息时间，正确处理工作、学习和生活的关系，避免情绪紧张。

（六）经络穴位调理

此型体质主要是因先天禀赋不足或禀赋遗传因素造成的，经络调理宜从手太阴肺经和手阳明大肠经入手，常选腧穴为太渊、肺俞、迎香、印堂、孔最、鱼际、足三里、上巨虚、血海等。

第五节　体质状态的调理方法

体质状态包括体质的阴阳虚实、强弱胖瘦、形色气脉、男女长幼、先天质禀、奉养优劣、居处环境、地域差异等诸多方面，但与个体体质内外环境直接关联且容易着手调理的主要有以下四个方面。

一、辨性别以调体

俗话说"男女有别"，由于男女在形态结构、生理功能、物质代谢、遗传等方面均有很大的差异，所以男女的体质特征也不一样。

男子为阳刚之体，阴弱而阳旺，脏腑功能较强，代谢旺盛，肺活量大，在血压、基础代谢、能量消耗等方面均高于女性，所以男性易患阳证、热证，如高血压、心脏病、秃发等，病情反应也较女性激烈；女子为阴柔之体，阴盛而阳弱，脏腑功能较弱，女子单位血液中血浆含量高于男子，免疫功能较男子强，基础代谢率较低，因此，女子虽然体质较弱，但寿命较长。男子在生理上有分泌精液现象，在生殖功能病变中以阳痿、遗精、早泄、房劳、疝痛等为主要病证；女子有经、带、孕、产、乳等特点，以月经失调、血崩、经闭、痛经、带下等为主要病证。男子多性格外向，心胸开阔；女子多性格内向，多愁善感。

针对男女不同的体质特点，在调护上要区别对待。男子平时要少吃羊肉、狗肉、辣椒等燥烈的食物，并且要尽可能地戒烟戒酒；女子平时要少吃寒凉的食物，特别是夏天，切忌贪吃生冷而损伤脾胃。男子以肾精为本，要注意节制房事；女子以血为本，要防止耗损血液。

二、辨年龄以调体

每个人都要经历生长、发育、壮盛以及衰老、死亡的过程，人的体质会随着个体发育的不同阶段而不断演变，通常可分为小儿期、青年期、中年期、更年期、老年期等几种体质。针对不同年龄段的体质特点，在调护上要区别对待。

（一）小儿体质

中医学认为小儿为"纯阳之体"，这里的"纯阳"是指小儿的生命活力就像初升的太阳，充满生机，"纯阳之体"的说法揭示了小儿生长迅速的体质特征。如小儿身高、体重快速增加，各脏腑组织功能也日益完善，呈现出一派蓬勃发展、积极向上的生机。另一方面，小儿的修复力较强，对药物的反应敏感，患病后比成人容易康复，这也是"纯阳之体"的意义所在。

小儿又为"稚阴稚阳之体"，这里的"稚"是幼小、娇嫩、不成熟的意思；"阴"一般是指形体结构、四肢筋肉骨骼等有形的物质；"阳"一般是指各种生理功能活动。

小儿就像初生的嫩芽，从出生到长成，一直处在不断生长发育的过程之中，年龄越小，生长发育的速度就越快，生机越旺盛。如周岁内的小儿在体重、身高、头围、胸围、出牙、囟门闭合等方面，每个月都会有很大的增长或变化。在这一时期，无论是在属阳的各种生理活动方面，还是在属阴的形质方面，都是不成熟、不完善的，所谓"脏腑娇嫩、形气未充"。

正因为小儿这种体质特点，所以对疾病的抵抗力较差，加上冷暖不能自我调节，一般发病急，传变快，易虚易实，易寒易热。一方面，小儿容易感受外邪，引发感冒、咳嗽、食积、腹泻等病变，且病后容易化热，出现神昏、抽搐等症状；另一方面，小儿处于不断生长发育的生理时期，对饮食营养的需求量日益增多，而尚不成熟完善的脾胃功能常常难以适应，故小儿患脾胃病的情况也很常见，所以应对小儿进行正确的喂养，均衡营养，做到不挑食，不暴饮暴食，不吃不干净的食物。

（二）青年体质

青年时期机体发育渐趋成熟，是人体生长发育的鼎盛时期。经过青春期的发育，身体及性机能完全成熟，尤其是身高与体重相对稳定，表现出生机蓬勃、肌肉丰满强劲、健壮善动的生理特征，标志着青春期的结束和成年的开始。

在此阶段，随着形体发育逐渐趋于完善，表现出体魄强壮，精力充沛，体健神旺，形成了基本稳定的体质类型。这一时期是体质最为强健的阶段，抵抗力强，不易感邪致病，即使生病，一般也是病轻易治，预后良好。

在心理特征及情感发展方面，青年初期的情绪体验强烈，两极性突出，欢快时兴高采烈，失意时垂头丧气。对赞同的事，情感热烈而肯定；对反对的事，情感冷淡而厌恶。

这一时期由于性的觉醒，萌发对异性的爱恋，容易引起一些心理问题。到了青年后期，心理变化开始形成稳定的个性发展，心理发育基本成熟，表现为自我意识不断发展，性意识进一步强烈，自我接受能力增强，道德信念进一步确立，情感世界日益丰富等。

在这一时期要注意加强营养，饮食要有节制，不要过饥，也不要过饱，不要常吃过冷或过热的食物，要注意食物的卫生，不要吃不干净的东西，不挑食，粗粮细粮要合理搭配，不要吸烟酗酒。生活起居要有规律，不要过度劳累，也不要过度安逸，应劳逸结合，保持充足的睡眠时间，养成良好的生活习惯。加强体育锻炼。树立正确的世界观、人生观和价值观，保持乐观开朗的情绪，奋发向上，积极进取，克制偏激的情感，及时消除生活中不利事件对情绪的负面影响。

（三）中年体质

中年阶段，人体的各方面功能都达到最佳状态。但体质也将出现转折的征兆，会由盛极转向渐衰，皮肤开始疏松，面部光泽有所减退，头发出现斑白，生理功能逐渐衰退，免疫功能降低，抗病能力下降，可出现内分泌紊乱、消化功能失常、性功能低下等各种病变。另外，中年是个多事之秋，由于家庭和工作上的负担重，人际关系繁杂，身心压力大，容易出现紧张、抑郁、焦虑不安等情绪。

鉴于中年时期的体质特点，我国明代著名医学家张介宾指出："人于中年左右，当大为修理一番，则再振根基，尚余强半"（《景岳全书·传忠录》），提出应自中年时期开始，为防患于未然，适时注意身体的修复颐养，不至于等到老年阶段衰老来临才开始保养。在这一时期要注意合理搭配饮食，适当补充人体需要的维生素，纠正年轻时期的不良生活习惯，加强体育锻炼，保持良好的心态去面对人生，这对于保持健康、有效预防早衰、减少疾病发生具有重要意义。

（四）更年期体质

更年期是人体由中年转入老年的过渡时期。这一时期人体全身各系统的功能与结构渐进性衰退，从生理活动的高峰状态逐渐转向低谷，是体质状态的特殊转折点。更年期体质的变化因性别不同而有较明显的差异。

女性更年期多出现于 44~55 岁。在此阶段，大多数女性或轻或重会感觉到身体不适，出现潮热汗出、头晕耳鸣或头痛、心悸、心烦、心绪不宁、健忘失眠、抑郁、急躁易怒、悲伤欲哭、口燥咽干、倦怠乏力、浮肿、月经紊乱、绝经等症状。

男性更年期多出现于 45~60 岁。由于个体体质的差异，其更年期综合征表现的轻重以及波及的脏腑有所不同，有人无明显不适，有人却出现较严重的症状，如情绪不稳定或抑郁寡欢、情绪低落、烦躁易怒、健忘失眠、易惊多梦、五心烦热、体力下降、食欲减退、眩晕耳鸣、阳痿早泄、性欲淡漠等。

在这一时期，要特别注意心情的调适，保持乐观开朗的情绪。另外，做到饮食有节、均衡营养、加强锻炼也可以起到增强体质的作用。

（五）老年体质

根据世界卫生组织对年龄段的划分，老年应指 60 岁以上的人群，其中 60～74 岁为年轻老年人，75～89 岁为老年人，90 岁以上为长寿老人。

老年人随着年龄的增长，生理功能逐渐衰退，各系统的器官功能普遍退化，表现为皮肤老化，头发斑白、脱落，牙齿松动、脱落，视觉和听觉能力下降，脑细胞数量减少，脑功能下降，智力衰退，性功能低下。

由于生理功能衰退，抵御体内外致病因素的能力下降，易患各种疾病。在心理方面容易产生失落空虚、寂寞孤独、焦虑多疑、愤怒自私、悲观绝望等情绪变化，最终还可能导致心理失衡。

在这一时期要适当进补，忌食生冷，饮食不可太硬；要适当进行体育锻炼，如太极拳、太极剑等。家人和子女也要关爱老年人，使其享受幸福美满的晚年。

三、辨环境以调体

生活条件及饮食结构对体质有着重要的影响，要根据个人的社会地位、经济条件、职业、家庭状况、人际关系等，选择适合于自己的个体化调养方案。如生活安逸、养尊处优的人，不要贪恋床榻，要注意加强体育锻炼，经常参加一些户外活动，这样既可以陶冶情操，又可以增强心肺功能；长期从事脑力劳动的人，可进行一些有助于促进血液运行的运动项目，如太极拳、太极剑、各种舞蹈等，还要注意保护视力；长期从事体力劳动的人要注意增加营养，保持充足的睡眠，劳逸结合；生活压力大、精神紧张的人要注意移情易性，多与周围的人们交流，保持乐观向上的态度，尽可能消除紧张情绪。

四、辨地域以调体

不同地域的人，体质也有很大的差别，在调养及用药上亦要区别对待。如同样是感冒不出汗，南方人用紫苏、薄荷等足以发汗，而北方人则须用荆芥、防风等才能发汗；同样是便秘，南方人使用当归、麻子仁、蜂蜜、瓜蒌皮即可通便，而北方人则须用芒硝、大黄、枳实、厚朴等方能奏效。西部多燥，西部地区的人们在饮食上要多吃芝麻、百合、猪瘦肉、冬瓜等滋润之品；东部多湿，东部地区的人们应避免居住在低洼潮湿的地方，要保持居住环境的干燥通风，平时多进行户外活动，经常晒太阳，避免淋雨，平时可多吃赤小豆、绿豆、黄瓜、藕、西瓜等食物。

第七章　体质调护与亚健康预防

中医学防病治病的一个重要思想就是防患于未然，特别强调防重于治。《素问·四气调神大论》说："圣人不治已病治未病，不治已乱治未乱……夫病已成而后药之，乱已成而治之，譬犹渴而穿井，斗而铸锥，不亦晚乎！"指出了预防的重要意义。亚健康往往是疾病的前期状态，是致病因子作用于人体尚未发生疾病的阶段。中医体质学说对亚健康的预防和调治有重要指导作用。中医借助方药或非药物自然疗法等调治亚健康积累了丰富经验，体现出其在调整不良状态、改善体质、提高人群健康水平等方面的优势。

第一节　亚健康的预防方法

体质决定了个体的正气强弱，而正气又是疾病发病与否的内在决定性因素。体质强则正气足，机体的抗邪能力亦强，就能够有效地预防疾病的发生。体质弱则易于感邪而为病。因此，增强体质以提高正气抗邪能力是未病先防的关键。

由于体质是个体生命过程中在先天遗传和后天获得的基础上表现出的特质，因此要增强体质，提高正气抗邪能力，必须重视先天禀赋对个体体质形成的影响，同时还要重视后天调养的重要作用。要达到未病先防的目的，可从以下几个方面采取措施：

一、优生优育

优生优育是改善人类遗传素质，防止出生缺陷，提高人口质量的关键环节。人类很早就认识到择偶和生育的年龄影响后代的健康状况。要培养出健康的新生命，防止遗传性疾病和先天性疾病的发生，提高人口质量，必须避免近亲结婚，重视婚前检查，注意结婚和生育年龄；对遗传性疾病患者及其亲属进行婚育指导，必要时采取适当的优生优育措施。除此之外，母体妊娠时的营养状况、精神情志状态、生活起居等亦影响胎儿的体质状态。因此，要增强人类体质，必须从优生优育做起。

二、自身调摄

（一）情志调摄

心理问题是产生和诱发亚健康的重要因素，又是亚健康状态的主要表现之一，如果不能妥善处理有可能会发展为心理障碍和心理疾病。重视心理调节，保持良好的心理适应能力，在亚健康预防中具有不可替代的作用。承认压力的客观存在，做好抗压力的心理准备，提高承受压力的能力，培养良好性格，保持健康心态和情绪稳定，处理好人际关系，做好自我心理调节，也是预防亚健康的重要环节。

人的精神情志活动是人体对客观事物外来刺激的不同反映，与正气有着密切的关系。精神情志的改变，对人体的功能活动、病机变化有直接的影响。若情志失常，则气机紊乱，气血失调，容易加重病理性体质而诱发疾病，在疾病的过程中还可加重病情。《素问·疏五过论》说："暴乐暴苦，始乐后苦，皆伤精气，精气竭绝，形体毁沮。"

医学界已发现很多疾病的发生与精神因素有着密切的关系，如胃炎、消化性溃疡、冠心病、中风、肿瘤等。反之，若精神愉快，心情舒畅，则气机调畅，气血平和，有利于人体健康。因此，要预防疾病的发生，必须调摄情志，做到经常保持精神乐观愉快，心情舒畅，尽量减少不良的精神刺激和过度的情志变动。可采用以下方法：

1. 心理调节法

心理调节法又称精神疗法，即利用心理学理论知识和技巧，通过语言和非语言的交流方式进行心理疏导，调整亚健康患者的心理状态，改变其不正确的认知活动，缓解情绪障碍，解决心理矛盾，从而达到治疗目的。

2. 音乐疗法

音乐疗法能明显改善失眠、疲乏、体力下降等症状，对调节情绪低落、易激动、烦乱、紧张不安有较好效果，能有效改善亚健康状态。

（二）体育锻炼

体育锻炼可促进气血流畅，使人体筋骨强劲，肌肉发达结实，脏腑功能健旺，体质增强；体育锻炼还能调节人的精神情志活动，促进人的身心健康，因此，加强体育锻炼是增强体质、减少疾病发生的重要手段。锻炼身体的方法很多，可根据自身的体质状况、个人爱好、环境条件而定。但要注意做到"形劳而不倦"，选择适当的运动量，循序渐进，持之以恒。

（三）饮食起居调养

自然界之万物均循其自身的规律而运动，并随季节、昼夜之变化而变化。中医学认为人处于自然界之中，与自然相应，人体的生理和病理变化与自然界的变化有着密切的联系。因此，人类应该根据四时阴阳的变化规律而加以调摄。

春季阳气畅达，起居宜晚睡早起；初春乍暖还寒，应防止感冒；饮食以辛甘微温以助阳气升发为宜。夏季阳气旺盛易泄，起居宜晚卧早起；饮食宜清淡易于消化，不可贪凉饮冷。秋季阳气内敛，阴气渐长，起居宜早卧早起；饮食宜防燥护阴。冬季阴寒盛而阳气闭藏，起居宜早卧晚起；饮食宜护阴潜阳，忌燥热辛辣之品。

饮食起居等生活习惯常能影响人体正气的强弱。要保持健康的身体、充沛的精力，还要注意饮食的搭配、节制。脾胃为后天之本，人赖饮食以养身，生化气血。因此，应注意饮食的质量、数量、性味、摄取方法等，顺应四时季节的变化，调节起居，节制饮食。

除此之外，还要因人制宜，从个体体质特征出发，确立适宜的食养原则。一般来说，体质偏热者进食宜凉而忌温，体质偏寒者进食宜温而忌凉，平体之人宜进平衡饮食而忌偏。总之，起居有规律，饮食有节制，劳逸有限度，能增强正气，保持身体健康。

三、药物预防

药物预防是避免疾病发生的有效措施。早在《素问·遗篇·刺法论》中已有"小金丹……服十粒，无疫干也"的记载。在我国不同的地区，各民族有很多利用中药驱邪防病的习俗。如江南梅雨季节有熏艾祛湿防病、八月中秋喝雄黄酒等习俗。

中药之所以能防止病邪的侵害，主要原因在于中药对人体体质有调节改善作用。具有不同偏性的中药，可以从不同的角度对人体发挥作用，或祛除侵入人体的病邪，或纠正失衡的阴阳，或和畅紊乱的气血，或调补脏腑的功能，最后达到调节改善或改变机体体质之目的。

采用中药调节必须区别体质的特征。对于平和质，在其未感邪生病时，一般不要用药调节。若欲调体强身时，宜平和调理，用无毒、可药可食之品，不宜用偏性突出、药力较强或有毒力猛之品。对于偏颇体质，在其未感邪发病时，就应针对其体质偏颇特征，选择相应药物进行调节。

人工免疫就是采取一定的手段，培养机体的正气，增强抗病能力，有针对性地预防某些疾病的发生。我国在 16 世纪发明的人痘接种法预防天花，开创了世界上用免疫法预防疾病的先河。目前许多疾病采用人工免疫法预防，取得了良好的效果。

第二节　亚健康的预防评价

亚健康在某种意义上属于心身相关疾病，是健康与疾病之间的一种中间状态，并以躯体与心理的不适应感为主要表现而检查无异常为特点，是人体生理功能失调的综合表现。因而，目前亚健康的测评在很大程度上依赖于就诊者的主观陈述，量表为这些主观陈述症状的评定提供了较为合理的方法。量表具有数量化、规范化、细致化、客观化的特点，量表的陈述式问答及多维结构能比较客观地反映这些症状的主观性、多维性的特质；量表在实施、计分和分数解释过程中的一致性，减少了主试和被试的随意性程度，尽可能地控制和减少了误差，是较为客观、科学的方法。目前国内外有许多通用的评定疲劳、心理、睡眠及生存质量等的量表，可以作为亚健康主观症状评定工具，但尚未形成公认的亚健康专用的量表。

在量化研究中，结论相对明确的大规模研究如王琦带领的体质研究课题组进行的 9 种中医基本体质量表的设计、体质判定规范的建立等，可以为亚健康预防评价体系提供借鉴。在中医体质理论指导下，课题组编制了由平和质、气虚质、阳虚质、阴虚质、痰湿质、湿热质、血瘀质、气郁质、特禀质9

个亚量表结构（由 60 个条目组成）构成的以自填为主的标准化量表，从而形成了对中医体质类型进行评价的标准化测量工具。通过对古今文献数据的计算机检索和统计分析，提出了 9 种中医基本体质分类，并从形体特征、常见表现、心理特征、发病倾向、对外界环境适应能力 5 个方面进行了体质特征表述，形成了 9 种中医基本体质类型的判定规范。采取流行病学调查的方法，对北京市天通苑小区 15 岁以上的 159 人进行中医体质和亚健康状况的调查，以多元线性回归方程探讨二者之间的关系。结果表明，中医体质与亚健康之间存在线性关系，亚健康指标可以量化为以若干个中医体质类型为自变量的函数，为亚健康的诊断及干预效果评估提供了客观量化的标准。

第八章　体质辨识与亚健康管理

　　健康管理作为医疗卫生保健领域中的新概念，已经引入我国并越来越引起各方面的关注。在西方现代医学背景下产生的健康管理理念，已经形成了较为完整的理论体系和方法。

　　亚健康管理是健康管理的重要组成部分，是根据现代亚健康学的基本理论，结合亚健康服务模式，采用先进的医学和其他科学技术和经验，结合运用管理科学的理论和方法，有目的、有计划、有组织的管理手段，通过对群体和个体的身心负荷状态、亚健康危险因素如躯体、心理、人际交往等方面进行全面检测、监测、分析、评估、预测、预警、调治和跟踪管理，以达到维护、巩固、促进个体和群体健康，改善亚健康状态，控制疾病发生率，提高生活质量并延长寿命的目的。亚健康管理可以分为服务对象的管理和服务机构的管理，与中医体质辨识有关的主要是服务对象的管理。

　　中医体质学认为，疾病的发生和发展与不同个体的体质特征有一定的关系，针对每一种偏颇体质，都有一套建立在中医理论和临床经验基础上的调整对策。通过中医体质测评，可以为疾病的预测和健康指导提供依据，对建立和完善具有中国特色的卫生服务和医疗保障体系、提高全民族的健康素质和健康水平，都将起到一定的推动作用。

第一节　体质辨识在亚健康管理中的作用

　　从健康到亚健康再到疾病，体质因素的影响不可忽视。各种偏颇体质是健康状态的重要影响因素，也是疾病发生、发展与转归的内在因素。通过中医体质辨识，可以更加全面地了解其健康状况，获得预测个体未来发病风险的资料；通过体质调护，调整偏颇体质，可以改善个体的健康状况，实现亚健康管理的目标。

随着医学模式和健康观念的转变，当今医学已从疾病医学转向健康医学，人类健康的研究已成为世界各国人口与健康领域的前沿课题。健康管理的主要内容是通过全面收集个体或群体的健康信息，科学评估个体或群体的健康状况，并且找出影响其健康的危险因素，然后针对这些危险因素，提出相应的健康管理方案，促使人们建立新的行为和生活方式，从而达到提高个体或群体健康水平的目的。

中医体质亚健康管理的基本步骤包括收集体质健康信息、辨识体质类型、实施体质调护、评价体质调护效果。这几个环节是一个长期的、连续不断的、动态循环的服务流程，其中最核心的环节是体质辨识。中医体质亚健康管理需要在收集先天禀赋因素、后天颐养因素、性别因素、年龄因素、环境因素、疾病与药物因素等体质的影响因素信息，以及形态结构、生理功能和心理状态特征等方面的信息的基础上，辨识体质类型。为了使体质辨识方法科学、规范、适用，王琦等开发了《中医体质量表》，制定了《中医体质分类与判定》标准，为体质辨识及亚健康筛选和评价提供了标准化的测评工具。

一、体质辨识是制定体质调护计划的基础

改善个体的健康状况，实现亚健康管理的目标，需要在科学辨识体质类型的基础上制定个性化的体质调护计划。因此，根据体质辨识的结果以及相关影响因素的分析，针对个体的体质特征，制定体质调护计划，通过合理的精神调摄、饮食调养、起居调护、运动健身、经络调理、药物调治及四季保养等调护措施，使体质偏颇得以纠正，从而改善亚健康状况。可以说，辨识体质类型是体质调护的基础，是实施亚健康管理的前提。

二、体质辨识是亚健康管理的新模式

将中医体质辨识应用于亚健康管理，是具有中国特色的健康管理方法。这一方法管理的对象可以涵盖个体和群体，管理的目标是通过调整偏颇体质，以让人不生病或少生病为目标，管理的方法是以中国传统的养生方法为主，结合现代健康管理方法。

探索与建立具有中国特色的亚健康管理的理论与方法，是每一个中医健

康管理者的目标。如何将现代健康管理理念与中医理论相结合是摆在我们面前的一项重大课题。建立在体质辨识基础上的健康管理具有针对性、实用性、有效性和可操作性等特点，值得学习推广。

三、体质辨识是亚健康筛选与评价的新方法

王琦带领的体质研究课题组从形体特征、常见表现、心理特征、发病倾向、对外界环境适应能力等几个维度开发的《中医体质量表》，对 8 种偏颇体质的判定提供了具体可行的辨识方法。用《中医体质量表》可以对个体或群体进行亚健康筛选，结合其他检测手段对筛选结果进行评价，从而实现有效的亚健康管理。

（一）体质辨识与亚健康筛选

1. 设计《中医体质量表》

在中医体质理论指导下，王琦带领体质研究课题组编制了由平和质、气虚质、阳虚质、阴虚质、痰湿质、湿热质、血瘀质、气郁质、特禀质 9 个亚量表结构（由 60 个条目组成）构成的以自填为主的标准化量表，从而形成了对中医体质类型进行评价的标准化测量工具。

2. 建立中医体质分类判定标准

通过对古今文献数据的计算机检索和统计分析，王琦提出了 9 种中医基本体质分类，并从形体特征、常见表现、心理特征、发病倾向、对外界环境适应能力 5 个方面进行了体质特征表述，形成了 9 种中医基本体质类型的判定规范，《中医体质分类与判定》标准 2009 年由中华中医药学会发布为行业标准。

（二）体质辨识与亚健康评价

体质研究课题组通过探索亚健康状态量化评价方法，初步形成由全身表现、躯体局部表现、工作能力、生活质量等几方面构成共计 38 个条目的标准化筛选表，能够在一定程度上对人群及个体的亚健康状态进行量化评价，初步为亚健康研究提供了一个标准化、易操作的工具和方法。随后，进一步设计出亚健康症状调查问卷，利用该问卷分别进行重测信度和内部一致性评价。利用首次调查合格的 95 份问卷的数据计算出克朗巴赫信度系数（Cronbach's α

系数）；针对同一调查人群，在 2 周内进行重测信度调查；运用 Pearson 相关系数和组内相关系数（ICC）的统计方法，对其中 67 份经重测调查的合格问卷进行了重测信度分析。结果该筛选表的 ICC ≈ 0.82，Pearson 相关系数 ≈ 0.85，总的 Cronbach's α 系数 ≈ 0.8965，表明《亚健康状态筛选表》信度指标较好，实际使用中重复性高，有较好的实用价值，利用此表结合相关检查及访谈能够有效地对亚健康人群进行评价。

第二节　体质辨识与个体亚健康管理

亚健康管理不是泛泛地对整个人群提供同样的服务，而是通过体质辨识和健康评价对个体及人群进行筛选分类，然后根据其不同的健康问题和危险因素，制定健康改善目标和干预措施，最终达到有效降低危险因素的目的。因此，体质辨识是实施个体亚健康管理的依据和核心内容。

一、体质辨识对个体亚健康管理的意义

从健康到亚健康，再到疾病，体质因素的影响不可忽视。各种偏颇体质是疾病发生、发展与转归的内在依据。通过体质辨识不仅可以评价个体体质类型，确诊偏颇体质和亚健康状态，并且可以据此制定健康计划，调整偏颇体质，从而达到防治亚健康和疾病、保护健康的目的。体质辨识对个体亚健康管理的意义如下：

1. 客观评价个体的中医体质类型，全面了解其健康状况，可获得预测个体未来发病风险的资料；按照中医体质学理论，可根据四诊合参所收集的全面资料，对个体进行综合分析，辨别其体质类型。

2. 根据所获得的资料可制定健康计划。健康计划是由健康学专家运用专业知识进行全面分析后，设计出的一整套安全、科学、有效的从治疗、保健、康复等方面增进健康的方案，主要包括中医辨体膳食（药膳）指导、情志调节指导、锻炼指导、生活方式调整指导等。

3. 通过调整偏颇体质，防治亚健康状态，提高个体的健康水平，达到预防疾病和保护健康、实现个体亚健康管理的目标。

二、个体体质亚健康管理的实施

生活方式管理是亚健康管理的主要策略。体质的形成与发展既取决于先天遗传因素，又受后天环境因素的影响。许多调研证实，个体体质类型与行为生活方式因素之间存在相关性。因此，在日常生活的自我保健过程中，每个人都可根据中医体质影响因素分析的研究结果，结合中医体质量表测评结果，针对自身体质的偏颇状态，进行自我健康管理，重新考虑生活方式和饮食宜忌等，建立适合于自身体质特点的养生保健方法。

王琦等以 2230 人为研究对象，对性别、年龄、婚姻状况、职业、文化程度、出生时情况、出生时父母年龄、出生后 4 个月内喂养方式、饮食习惯、烟酒茶嗜好、睡眠习惯、运动习惯、血型、体型、体质指数（BMI）、腰围、臀围、生活习惯疾病的有无、血压等因素，在单因素分析的基础上，进行多元逐步回归分析，探索痰湿体质的影响因素。结果显示，按影响程度的大小排列，影响痰湿体质的因素是：患有生活习惯疾病、不太运动、肥胖、嗜烟、血压偏高、早睡晚起、喜油腻、混合喂养和人工喂养、睡眠不规律等。喜油腻食物、嗜烟、早睡晚起、睡眠不规律、不太运动等饮食行为生活习惯因素是可改变的因素，所以对痰湿体质者，在生活方式健康管理和养生调摄上，应清淡饮食、少吃油腻食物、减少吸烟或戒烟、按时睡眠、积极进行运动，以改善痰湿体质的偏颇状态。

课题组以中医体质量表的阳虚质得分为因变量，以一般人口学特征、行为生活方式因素等为自变量，进行单因素和多因素分析。结果显示：患有慢性疾病、女性、不喜运动、喜热饮食、体型偏瘦、喜清淡饮食、出生后非母乳喂养是阳虚质的主要相关影响因素。明·张介宾在《景岳全书》中指出："生冷内伤，以致脏腑多寒"，"素禀阳脏，每多恃强为食生冷茶水而变阳为阴"。清淡饮食禀中和之性，不寒不燥，故为阳虚质者所喜食。若阳虚质者常食辛燥之物，将可逐渐改变阳气不足的体质偏颇状态，因此常食甘温益气之品是阳虚质的有效干预方法。由于沉静内向、不爱运动是阳虚质者性格心理特征的反映，因此加强运动管理是对阳虚体质者调摄的有效方法。

王琦基于人群调查研究和文献研究，制定了不同体质的保健方案，如湿热体质者建议多食赤小豆、绿豆、芹菜、黄瓜、藕等甘寒、甘平之品，少食羊肉、韭菜、生姜、辣椒、胡椒、花椒等甘温滋腻及火锅、烹炸、烧烤等辛温助热的食物。

第三节 体质辨识与人群亚健康管理

中医体质学认为，体质现象作为人类生命活动的一种重要表现形式，与健康和疾病密切相关。体质决定了人体的健康状态，也决定了人体对某些疾病的易感性、患病之后的反应形式以及治疗效果和预后转归。因此，应用中医体质分类理论，根据不同体质类型的反应状态和特点，先辨明体质类型，再制定防治原则，采取分类指导的方法对人群中各类偏颇体质实施亚健康管理，不仅对于实现亚健康管理的个体化，而且对于亚健康管理计划在人群中的大面积推广实施都具有重要意义。

一、一般人群的体质亚健康管理

在一般人群中，可通过中医体质调查，揭示中医体质类型的分布规律，针对不同人群的体质分布特点进行群体预防，从而促进人群健康水平的提高。我国9省市一般人群8448例分析显示：平和质占32.14%，8种偏颇体质占67.86%；8种偏颇体质中居于前3位的体质类型是气虚质、湿热质、阳虚质，分别占13.42%、9.08%和9.04%；不同地域、性别、年龄、婚姻状况、职业、文化程度的体质类型构成比不同，差异具有显著意义（$P < 0.001$）。统计结果提示，一般人群的中医体质群体预防重点应考虑气虚质、湿热质、阳虚质，并且应考虑不同地域、性别、年龄、婚姻状况、职业、文化程度人群中医体质调护的不同。如男性痰湿质和湿热质较女性多，可能与遗传因素及饮食、烟酒嗜好等有关，所以男性平时要注意少吃羊肉、辣椒等辛温燥烈的食物；女性血瘀质、阳虚质、气郁质明显多于男性，所以女性应注意少吃寒凉食物，尤其夏天切忌贪吃生冷，以免损伤脾胃，女性亦应注意日常生活中适当缓解紧张和压力。再如管理人员痰湿质较多，可能与其生活条件优越、多食肥甘厚味、较少运动、工作紧张压力大等因素有关，所以管理人员平时要注意少食肥甘厚味，经常参加户外活动和体育锻炼，并注意缓解精神压力。北京市政府2008年推出的《首都市民中医健康指南》中，体质保健内容被列为首篇，发放500万册，普及市民家庭，对公共卫生、中医"治未病"健康管理起到了积极作用。

二、特殊人群的体质亚健康管理

（一）老年人亚健康管理

老年人是亚健康高发的特殊人群。目前中国已经进入了老龄社会，是世界老年人口最多的国家，约占全球老年人口总量的1/5。中医学认为，老年人随着年龄的增长，其脏腑功能、气血精津液均逐渐衰退，形成了老年体质的生理特点。老年人亚健康的防治常以体质情况作为立法处方的重要依据。对社区的老年人群实行从体质角度着手的亚健康管理，按体质不同制定锻炼方式，开展生活方式指导和健康咨询，可减少老年亚健康和疾病的发生，节约医疗费用，减轻国家及患者家庭的负担。开展老年人亚健康状态和体质相关性研究，根据体质类型建立辨体防治方案，对老年人群进行有效预防，纠正体质偏颇和亚健康状态，可达到预防相关疾病的目的。

（二）特殊职业人群亚健康管理

由于经济、社会的迅猛发展，人们工作和生活的压力逐渐加大。尤其在大城市和经济发达地区，管理人员、白领等职业人员成为某些类型偏颇体质和亚健康的高发人群，这些人群往往存在精神压力较大、生活不规律、缺乏体力劳动和体育锻炼等不良的生活方式，由此也带来了一系列躯体、心理以及社会交往等亚健康问题。经调查显示，长期缺乏体力劳动、应酬过多的人痰湿质发生比率较高；过度饮酒人群湿热质发生比率较高；长期熬夜、喜食烧烤人群阴虚质发生率偏高；长期处于空调环境、喜食冷饮人群阳虚质发生率偏高。因此，可针对不同偏颇体质人群制定相应的亚健康管理计划。

三、疾病易感体质的亚健康管理

对于疾病的易感体质，可基于体病相关分析，有针对性地调整偏颇体质，进行疾病的早期预防。王琦等利用横断面中医体质调查数据7782例，采用多元逐步 Logistic 回归分析筛选高血压有意义的主要体质影响因素，按 $P < 0.05$ 控制性别、年龄、婚姻状况、职业、文化因素后，多元逐步 Logistic 回归分析模型，入选了3个中医体质因素，按影响程度的大小依次为：痰湿质（OR = 2.00）、阴虚质（OR = 1.66）、气虚质（OR = 1.37），提示调整痰湿质、阴虚

质、气虚质的偏颇在高血压防治中的重要性。课题组对我国 18805 例 18 岁以上人群中医体质类型与超重/肥胖的关系的研究结果显示：与平和质相比，痰湿质者超重（OR = 2.05，95% CI = 1.79 - 2.35）和肥胖（OR = 4.34，95% CI = 3.52 - 5.36）的危险度均显著增高，气虚质者肥胖（OR = 1.60，95% CI = 1.30 - 1.98）危险度显著增高，提示在超重和肥胖的防治中调整痰湿质和气虚质的重要意义。课题组对北京 2 个社区的代谢综合征和非代谢综合征者进行病例 - 对照研究，分析代谢综合征的体质因素，在 $P < 0.05$ 水平，进入多元 Logistic 回归方程的体质因素有 3 个：平和质、痰湿质和湿热质，其中痰湿质和湿热质是代谢综合征发生的危险因素，且痰湿质在代谢综合征的发病中相对重要；平和质为保护因素。因此，对于不同疾病的易感体质，可以在相关研究证据的基础上，有针对性地进行偏颇体质调护，防治疾病，促进健康。

当前，处在亚健康状态的人口在许多国家和地区呈上升趋势。据统计，中国处于亚健康状态的人已经超过 7 亿人，占全国总人口的 60% ~ 70%。因此，我国人群的亚健康状况不容乐观。在对亚健康状态的调查中，体质研究课题组发现 90.9% 的亚健康人有气虚、肝郁、心神不宁的表现，与亚健康的核心病机"心神失养、气虚肝郁"相吻合，反映了其病因病理变化过程。

亚健康人群是健康管理的重点服务对象。结合中医体质辨识对其进行亚健康干预，使其少得病或不得病，可降低健康风险和疾病发生概率，减少医疗开支。这正符合国家中长期科技发展规划"人口与健康"领域中的"疾病防治重心前移，坚持预防为主，促进健康和防治疾病结合"的精神，对发挥中医因人制宜"治未病"的优势，提高人口健康素质，具有重要的实用价值。

中医体质学在医学模式、理论特点和诊疗方法上，对亚健康的防治都有明显的优势。将基于中医体质学研究的亚健康和疾病防治作为发挥中医药优势的重点领域，深入挖掘有关疾病防治的中医学理论及全面开展中医防治方法和技术的研究，建立有中医特色的保健服务体系，并在人民群众中全面推广和普及，对于预防疾病发生、提高国民健康素质、完善具有中国特色的医疗卫生保健体系，具有战略意义。

附录一 《中医体质分类与判定》标准

编号：ZZYXH/T157 - 2009

中医体质分类与判定

（Classification and Determination of Constitution in TCM）

前　言

本标准附录为规范性附录。

本标准由中华中医药学会发布。

本标准由中华中医药学会体质分会提出。

本标准主要起草单位：北京中医药大学。

本标准主要起草人：王琦，朱燕波。

本标准首次发布。

引　言

《中医体质分类与判定》标准是我国第一部指导和规范中医体质研究及应用的文件。该标准的编写和颁布，旨在为体质辨识及与中医体质相关疾病的防治、养生保健、健康管理提供依据，使体质分类科学化、规范化，体现中医学"治未病"的思想，为实施个体化诊疗提供理论和实践支持，提高国民健康素质。

中医"治未病"需要找到行之有效的方法和途径，《中医体质分类与判定》标准为"治未病"提供了体质辨识的方法、工具与评估体系。

中医体质学者经过近 30 年的研究，根据人体形态结构、生理功能、心理特点及反应状态，对体质进行了分类，并制定了中医体质量表及《中医体质分类与判定》标准。该标准是应用了流行病学、免疫学、分子生物学、遗传学、数理统计学等多学科交叉的方法，经中医临床专家、流行病学专家、体质专家多次论证而建立的体质辨识的标准化工具，并在国家 973 计划"基于因人制宜思想的中医体质理论基础研究"课题中得到进一步完善。应用本标准在全国范围进行了 21948 例流行病学调查，显示出良好的适用性、实用性和可操作性。

本标准简明实用，可操作性强，符合医疗法规和法律要求，具有指导性、普遍性及可参照性，适用于从事中医体质研究的中医临床医生、科研人员及相关管理人员，可作为临床实践、判定规范及质量评定的重要参考依据。

本标准审定组成员：张伯礼、杨明会、沈同、刘保延、李乾构、唐旭东、仝小林、彭勃、陈淑长、周宜强、刘雁峰、陈珞珈、王承德、孙树椿、丁义江、汪受传、段逸群、花宝金、陈信义、刘大新、马健。

中医体质分类与判定

1　范围

本标准规定了中医关于体质的术语及定义、中医体质 9 种基本类型、中医体质类型的特征、中医体质分类的判定。

本标准适用于中医体质的分类、判定及体质辨识治未病。

2　术语和定义

下列术语和定义适用于本标准。

中医体质（Constitution of TCM）是指人体生命过程中，在先天禀赋和后天获得的基础上所形成的形态结构、生理功能和心理状态方面综合的、相对稳定的固有特质。是人类在生长、发育过程中所形成的与自然、社会环境相适应的人体个性特征。

3 中医体质9种基本类型与特征

3.1 平和质（A型）

3.1.1 总体特征：阴阳气血调和，以体态适中、面色红润、精力充沛等为主要特征。

3.1.2 形体特征：体形匀称健壮。

3.1.3 常见表现：面色、肤色润泽，头发稠密有光泽，目光有神，鼻色明润，嗅觉通利，唇色红润，不易疲劳，精力充沛，耐受寒热，睡眠良好，胃纳佳，二便正常，舌色淡红，苔薄白，脉和缓有力。

3.1.4 心理特征：性格随和开朗。

3.1.5 发病倾向：平素患病较少。

3.1.6 对外界环境适应能力：对自然环境和社会环境适应能力较强。

3.2 气虚质（B型）

3.2.1 总体特征：元气不足，以疲乏、气短、自汗等气虚表现为主要特征。

3.2.2 形体特征：肌肉松软不实。

3.2.3 常见表现：平素语音低弱，气短懒言，容易疲乏，精神不振，易出汗，舌淡红，舌边有齿痕，脉弱。

3.2.4 心理特征：性格内向，不喜冒险。

3.2.5 发病倾向：易患感冒、内脏下垂等病；病后康复缓慢。

3.2.6 对外界环境适应能力：不耐受风、寒、暑、湿邪。

3.3 阳虚质（C型）

3.3.1 总体特征：阳气不足，以畏寒怕冷、手足不温等虚寒表现为主要特征。

3.3.2 形体特征：肌肉松软不实。

3.3.3 常见表现：平素畏冷，手足不温，喜热饮食，精神不振，舌淡胖嫩，脉沉迟。

3.3.4 心理特征：性格多沉静、内向。

3.3.5 发病倾向：易患痰饮、肿胀、泄泻等病；感邪易从寒化。

3.3.6 对外界环境适应能力：耐夏不耐冬；易感风、寒、湿邪。

3.4 阴虚质（D型）

3.4.1 总体特征：阴液亏少，以口燥咽干、手足心热等虚热表现为主要特征。

3.4.2 形体特征：体形偏瘦。

3.4.3 常见表现：手足心热，口燥咽干，鼻微干，喜冷饮，大便干燥，舌红少津，脉细数。

3.4.4 心理特征：性情急躁，外向好动，活泼。

3.4.5 发病倾向：易患虚劳、失精、不寐等病；感邪易从热化。

3.4.6 对外界环境适应能力：耐冬不耐夏；不耐受暑、热、燥邪。

3.5 痰湿质（E型）

3.5.1 总体特征：痰湿凝聚，以形体肥胖、腹部肥满、口黏苔腻等痰湿表现为主要特征。

3.5.2 形体特征：体形肥胖，腹部肥满松软。

3.5.3 常见表现：面部皮肤油脂较多，多汗且黏，胸闷，痰多，口黏腻或甜，喜食肥甘甜黏，苔腻，脉滑。

3.5.4 心理特征：性格偏温和、稳重，多善于忍耐。

3.5.5 发病倾向：易患消渴、中风、胸痹等病。

3.5.6 对外界环境适应能力：对梅雨季节及湿重环境适应能力差。

3.6 湿热质（F型）

3.6.1 总体特征：湿热内蕴，以面垢油光、口苦、苔黄腻等湿热表现为主要特征。

3.6.2 形体特征：形体中等或偏瘦。

3.6.3 常见表现：面垢油光，易生痤疮，口苦口干，身重困倦，大便黏滞不畅或燥结，小便短黄，男性易阴囊潮湿，女性易带下增多，舌质偏红，苔黄腻，脉滑数。

3.6.4 心理特征：容易心烦急躁。

3.6.5 发病倾向：易患疮疖、黄疸、热淋等病。

3.6.6 对外界环境适应能力：对夏末秋初湿热气候，湿重或气温偏高环境较难适应。

3.7 血瘀质（G型）

3.7.1 总体特征：血行不畅，以肤色晦黯、舌质紫黯等血瘀表现为主要特征。

3.7.2 形体特征：胖瘦均见。

3.7.3 常见表现：肤色晦黯，色素沉着，容易出现瘀斑，口唇黯淡，舌黯或有瘀点，舌下络脉紫黯或增粗，脉涩。

3.7.4 心理特征：易烦，健忘。

3.7.5 发病倾向：易患癥瘕及痛证、血证等。

3.7.6 对外界环境适应能力：不耐受寒邪。

3.8 气郁质（H型）

3.8.1 总体特征：气机郁滞，以神情抑郁、忧虑脆弱等气郁表现为主要特征。

3.8.2 形体特征：形体瘦者为多。

3.8.3 常见表现：神情抑郁，情感脆弱，烦闷不乐，舌淡红，苔薄白，脉弦。

3.8.4 心理特征：性格内向不稳定，敏感多虑。

3.8.5 发病倾向：易患脏躁、梅核气、百合病及郁证等。

3.8.6 对外界环境适应能力：对精神刺激适应能力较差；不适应阴雨天气。

3.9 特禀质（I型）

3.9.1 总体特征：先天失常，以生理缺陷、过敏反应等为主要特征。

3.9.2 形体特征：过敏体质者一般无特殊；先天禀赋异常者或有畸形，或有生理缺陷。

3.9.3 常见表现：过敏体质者常见哮喘、风团、咽痒、鼻塞、喷嚏等；患遗传性疾病者有垂直遗传、先天性、家族性特征；患胎传性疾病者具有母体影响胎儿个体生长发育及相关疾病特征。

3.9.4 心理特征：随禀质不同情况各异。

3.9.5 发病倾向：过敏体质者易患哮喘、荨麻疹、花粉症及药物过敏等；遗传疾病如血友病、先天愚型等；胎传疾病如五迟（立迟、行迟、发迟、齿迟和语迟）、五软（头软、项软、手足软、肌肉软、口软）、解颅、胎惊、胎痫等。

3.9.6 对外界环境适应能力：适应能力差，如过敏体质者对易致敏季节适应能力差，易引发宿疾。

4 中医体质分类的判定

4.1 判定方法

回答《中医体质分类与判定表》中的全部问题（见附录），每一问题按5

级评分，计算原始分及转化分，依标准判定体质类型。

原始分 = 各个条目分值相加

转化分数 = [（原始分 − 条目数）/（条目数 × 4）] × 100

4.2　判定标准

平和质为正常体质，其他 8 种体质为偏颇体质。判定标准见下表。

平和质与偏颇体质判定标准表

体质类型	条件	判定结果
平和质	转化分 ≥ 60 分	是
	其他 8 种体质转化分均 < 30 分	
	转化分 ≥ 60 分	基本是
	其他 8 种体质转化分均 < 40 分	
	不满足上述条件者	否
偏颇体质	转化分 ≥ 40 分	是
	转化分 30 ~ 39 分	倾向是
	转化分 < 30 分	否

4.3　示例

示例 1：某人各体质类型转化分如下：平和质 75 分，气虚质 56 分，阳虚质 27 分，阴虚质 25 分，痰湿质 12 分，湿热质 15 分，血瘀质 20 分，气郁质 18 分，特禀质 10 分。根据判定标准，虽然平和质转化分 ≥ 60 分，但其他 8 种体质转化分并未全部 < 40 分，其中气虚质转化分 ≥ 40 分，故此人不能判定为平和质，应判定为是气虚质。

示例 2：某人各体质类型转化分如下：平和质 75 分，气虚质 16 分，阳虚质 27 分，阴虚质 25 分，痰湿质 32 分，湿热质 25 分，血瘀质 10 分，气郁质 18 分，特禀质 10 分。根据判定标准，平和质转化分 ≥ 60 分，且其他 8 种体质转化分均 < 40 分，可判定为基本是平和质，同时，痰湿质转化分在 30 ~ 39 分之间，可判定为痰湿质倾向，故此人最终体质判定结果为基本是平和质，有痰湿质倾向。

附 录

（规范性附录）

中医体质分类与判定表

平和质（A型）

请根据近一年的体验和感觉，回答以下问题。	没有（根本不）	很少（有一点）	有时（有些）	经常（相当）	总是（非常）
（1）您精力充沛吗？	1	2	3	4	5
（2）您容易疲乏吗？ *	1	2	3	4	5
（3）您说话声音低弱无力吗？ *	1	2	3	4	5
（4）您感到闷闷不乐、情绪低沉吗？ *	1	2	3	4	5
（5）您比一般人耐受不了寒冷（冬天的寒冷，夏天的冷空调、电扇等）吗？ *	1	2	3	4	5
（6）您能适应外界自然和社会环境的变化吗？	1	2	3	4	5
（7）您容易失眠吗？ *	1	2	3	4	5
（8）您容易忘事（健忘）吗 *	1	2	3	4	5
判断结果：　□是　　□基本是　　□否					

（注：标有 * 的条目需要先逆向计分，即：1→5，2→4，3→3，4→2，5→1，再用公式计算转化分）

气虚质（B型）

请根据近一年的体验和感觉，回答以下问题。	没有（根本不）	很少（有一点）	有时（有些）	经常（相当）	总是（非常）
（1）您容易疲乏吗？	1	2	3	4	5
（2）您容易气短（呼吸短促，接不上气）吗？	1	2	3	4	5
（3）您容易心慌吗？	1	2	3	4	5
（4）您容易头晕或站起时晕眩吗？	1	2	3	4	5
（5）您比别人容易患感冒吗？	1	2	3	4	5
（6）您喜欢安静、懒得说话吗？	1	2	3	4	5
（7）您说话声音低弱无力吗？	1	2	3	4	5
（8）您活动量稍大就容易出虚汗吗？	1	2	3	4	5
判断结果：　□是　　□倾向是　　□否阳虚质（C型）					

阳虚质（C型）

请根据近一年的体验和感觉，回答以下问题。	没有（根本不）	很少（有一点）	有时（有些）	经常（相当）	总是（非常）
（1）您手脚发凉吗？	1	2	3	4	5
（2）您胃脘部、背部或腰膝部怕冷吗？	1	2	3	4	5
（3）您感到怕冷、衣服比别人穿得多吗？	1	2	3	4	5
（4）您比一般人耐受不了寒冷（冬天的寒冷，夏天的冷空调、电扇等）吗？	1	2	3	4	5
（5）您比别人容易患感冒吗？	1	2	3	4	5
（6）您吃（喝）凉的东西会感到不舒服或者怕吃（喝）凉的东西吗？	1	2	3	4	5
（7）您受凉或吃（喝）凉的东西后容易腹泻（拉肚子）吗？	1	2	3	4	5

判断结果：　　□是　　　□倾向是　　□否

阴虚质（D型）

请根据近一年的体验和感觉，回答以下问题。	没有（根本不）	很少（有一点）	有时（有些）	经常（相当）	总是（非常）
（1）您感到手脚心发热吗？	1	2	3	4	5
（2）您感觉身体、脸上发热吗？	1	2	3	4	5
（3）您皮肤或口唇干吗？	1	2	3	4	5
（4）您口唇的颜色比一般人红吗？	1	2	3	4	5
（5）您容易便秘或大便干燥吗？	1	2	3	4	5
（6）您面部两颧潮红或偏红吗？	1	2	3	4	5
（7）您感到眼睛干涩吗？	1	2	3	4	5
（8）您感到口干咽燥、总想喝水吗？	1	2	3	4	5

判断结果：　　□是　　　□倾向是　　□否

痰湿质（E 型）

请根据近一年的体验和感觉，回答以下问题。	没有（根本不）	很少（有一点）	有时（有些）	经常（相当）	总是（非常）
（1）您感到胸闷或腹部胀满吗？	1	2	3	4	5
（2）您感到身体沉重不轻松或不爽快吗？	1	2	3	4	5
（3）您腹部肥满松软吗？	1	2	3	4	5
（4）您有额部油脂分泌多的现象吗？	1	2	3	4	5
（5）您上眼睑比别人肿（上眼睑有轻微隆起的现象）吗？	1	2	3	4	5
（6）您嘴里有黏黏的感觉吗？	1	2	3	4	5
（7）您平时痰多，特别是咽喉部总感到有痰堵着吗？	1	2	3	4	5
（8）您舌苔厚腻或有舌苔厚厚的感觉吗？	1	2	3	4	5

判断结果：　　□是　　　□倾向是　　　□否

湿热质（F 型）

请根据近一年的体验和感觉，回答以下问题。	没有（根本不）	很少（有一点）	有时（有些）	经常（相当）	总是（非常）
（1）您面部或鼻部有油腻感或者油亮发光吗？	1	2	3	4	5
（2）您易生痤疮或疮疖吗？	1	2	3	4	5
（3）您感到口苦或嘴里有异味吗？	1	2	3	4	5
（4）您大便黏滞不爽、有解不尽的感觉吗？	1	2	3	4	5
（5）您小便时尿道有发热感、尿色浓（深）吗？	1	2	3	4	5
（6）您带下色黄（白带颜色发黄）吗？（限女性回答）	1	2	3	4	5
（7）您的阴囊部位潮湿吗？（限男性回答）	1	2	3	4	5

判断结果：　　□是　　　□倾向是　　　□否

血瘀质（G 型）

请根据近一年的体验和感觉，回答以下问题。	没有（根本不）	很少（有一点）	有时（有些）	经常（相当）	总是（非常）
（1）您的皮肤在不知不觉中会出现青紫瘀斑（皮下出血）吗？	1	2	3	4	5
（2）您两颧部有细微红丝吗？	1	2	3	4	5
（3）您身体上有哪里疼痛吗？	1	2	3	4	5
（4）您面色晦黯、或容易出现褐斑吗？	1	2	3	4	5
（5）您容易有黑眼圈吗？	1	2	3	4	5
（6）您容易忘事（健忘）吗？	1	2	3	4	5
（7）您口唇颜色偏黯吗？	1	2	3	4	5

判断结果： □是　　　□倾向是　　　□否

气郁质（H 型）

请根据近一年的体验和感觉，回答以下问题。	没有（根本不）	很少（有一点）	有时（有些）	经常（相当）	总是（非常）
（1）您感到闷闷不乐、情绪低沉吗？	1	2	3	4	5
（2）您容易精神紧张、焦虑不安吗？	1	2	3	4	5
（3）您多愁善感、感情脆弱吗？	1	2	3	4	5
（4）您容易感到害怕或受到惊吓吗？	1	2	3	4	5
（5）您胁肋部或乳房胀痛吗？	1	2	3	4	5
（6）您无缘无故叹气吗？	1	2	3	4	5
（7）您咽喉部有异物感，且吐之不出、咽之不下吗？	1	2	3	4	5

判断结果： □是　　　□倾向是　　　□否

特禀质（I型）

请根据近一年的体验和感觉，回答以下问题。	没有（根本不）	很少（有一点）	有时（有些）	经常（相当）	总是（非常）
（1）您没有感冒时也会打喷嚏吗？	1	2	3	4	5
（2）您没有感冒时也会鼻塞、流鼻涕吗？	1	2	3	4	5
（3）您有因季节变化、温度变化或异味等原因而咳喘的现象吗？	1	2	3	4	5
（4）您容易过敏（对药物、食物、气味、花粉或在季节交替、气候变化时）吗？	1	2	3	4	5
（5）您的皮肤容易起荨麻疹（风团、风疹块、风疙瘩）吗？	1	2	3	4	5
（6）您的皮肤因过敏出现过紫癜（紫红色瘀点、瘀斑）吗？	1	2	3	4	5
（7）您的皮肤一抓就红，并出现抓痕吗？	1	2	3	4	5
判断结果：　　□是　　　□倾向是　　□否					

附录二　常用调体方剂

一、气虚质常用调体方剂

补中益气汤（《内外伤辨惑论》）

黄芪　甘草　人参　升麻　柴胡　橘皮　当归身　白术

玉屏风散（《究原方》，录自《医方类聚》）

防风　黄芪　白术　大枣

参苓白术散（《太平惠民和剂局方》）

莲子肉　薏苡仁　缩砂仁　桔梗　白扁豆　白茯苓　人参　甘草　白术
山药

二、阳虚质常用调体方剂

桂附地黄丸（原名八味丸，《太平惠民和剂局方》）

肉桂　制附子　熟地黄　山萸肉　牡丹皮　山药　茯苓　泽泻

附子理中丸（《太平惠民和剂局方》）

制附子　人参　白术　干姜　甘草

实脾散（《重订严氏济生方》）

厚朴　白术　木瓜　木香　草果仁　大腹子　炮附子　白茯苓　炮干姜
炙甘草　生姜　大枣

三、阴虚质常用调体方剂

六味地黄丸（原名地黄丸，《小儿药证直诀》）

熟地黄　山萸肉　干山药　泽泻　牡丹皮　白茯苓

当归六黄汤（《兰室秘藏》）

当归　生地黄　黄芩　黄柏　黄连　熟地黄　黄芪

增液汤（《温病条辨》）

元参　麦冬　细生地

润肠丸（《丹溪心法》）

麻子仁　当归　桃仁　生地黄　枳壳

百合固金汤（《慎斋遗书》）

熟地　生地　归身　白芍　甘草　桔梗　玄参　贝母　麦冬　百合

四、痰湿质常用调体方剂

防己黄芪汤（《金匮要略》）

防己　甘草　白术　黄芪　生姜　大枣

泽泻汤（《金匮要略》）

泽泻　白术

五、湿热质常用调体方剂

甘露消毒丹（《医效秘传》

飞滑石　淡芩　茵陈　藿香　连翘　石菖蒲　白蔻　薄荷　木通　射干　川贝母

苇茎汤（《古今录验方》，录自《外台秘要》）

锉苇　薏苡仁　桃仁　瓜瓣

枇杷清肺饮（《外科大成》）

枇杷叶　桑白皮　黄连　黄柏　人参　甘草

泻黄散（《小儿药证直诀》，又名泻脾散）

藿香叶　山栀子仁　石膏　甘草　防风

二妙散（《丹溪心法》）

黄柏　苍术

龙胆泻肝汤（《太平惠民和剂局方》，录自《医方集解》）

龙胆草　黄芩　栀子　泽泻　木通　车前子　当归　生地黄　柴胡　甘草

六一散（原名益元散，《黄帝素问宣明论方》）

滑石　甘草

三仁汤（《温病条辨》）

杏仁　飞滑石　白通草　白蔻仁　竹叶　厚朴　生薏仁　半夏

六、血瘀质常用调体方剂

血府逐瘀汤（《医林改错》）

当归　生地　桃仁　红花　枳壳　赤芍　柴胡　甘草　桔梗　川芎
牛膝

桃红四物汤（原名加味四物汤，《医垒元戎》，录自《玉机微义》）

桃仁　红花　白芍药　当归　熟地黄　川芎

失笑散（《太平惠民和剂局方》）

蒲黄　五灵脂

桂枝茯苓丸（《金匮要略》）

桂枝　茯苓　牡丹　桃仁　芍药

大黄䗪虫丸（《金匮要略》）

大黄　黄芩　甘草　桃仁　杏仁　芍药　干地黄　干漆　虻虫　水蛭
蛴螬　䗪虫

七、气郁质常用调体方剂

越鞠丸（又名芎术丸，《丹溪心法》）

苍术　香附　抚芎　神曲　栀子

半夏厚朴汤（《金匮要略》）

半夏　厚朴　茯苓　生姜　干苏叶

逍遥散（《太平惠民和剂局方》）

甘草　当归　茯苓　白芍药　白术　柴胡　烧生姜　薄荷

柴胡加龙骨牡蛎汤（《伤寒论》）

柴胡　龙骨　黄芩　生姜　铅丹　人参　桂枝　茯苓　半夏　大黄　牡
蛎　大枣

甘草小麦大枣汤（又名甘麦大枣汤，《金匮要略》）

甘草　小麦　大枣

百合地黄汤（《金匮要略》）

百合　生地黄汁

八、特禀质常用调体方剂

过敏康Ⅱ方（王琦经验方）
黄芪　百合　乌梅　丹皮　黄芩
麻黄杏仁甘草石膏汤（《伤寒论》，又名麻黄杏子甘草石膏汤）
麻黄　杏仁　甘草　石膏

附录三　主要参考文献

［1］王琦. 中医体质学［M］. 北京：人民卫生出版社，2005.

［2］王琦. 中国人九种体质的发现［M］. 北京：科学出版社，2011.

［3］王琦. 中医体质辨识在公共卫生服务中的应用［J］. 福建中医药大学学报，2011，21（2）：1－4.

［4］徐学功，虞婕，张燕. 10440 例亚健康人群中医体质分型调查分析［J］. 光明中医，2010，25（3）：551－552.

［5］杨志敏，黄鹂，杨小波，等. 亚健康人群的中医体质特点分析［J］. 广州中医药大学学报，2009，26（6）：589－592.

［6］王国玮，高飞，李健，等. 671 例体检者中医体质分类与亚健康相关性研究［J］. 北京中医药，2011，30（3）：198－200.

［7］岑澔. 中医体质与亚健康状态相关性的流行病学研究［D］. 北京中医药大学，博士学位论文，2007.

［8］史周华. 济南市城镇居民亚健康人群分布特征与中医体质相关调查研究［D］. 山东大学，硕士学位论文，2010.

［9］欧爱华，麦润汝，原嘉民，等. 亚健康状态分型与中医体质类型相关性的对应分析［J］. 广东医学，2012，33（1）：11－14.

［10］岑澔，王琦. 中医体质与亚健康的多元线性回归分析［J］. 中医研究，2007，20（5）：34－35.

［11］朱燕波，王琦，邓棋卫，等. 中医体质类型与高血压的相关性研究［J］. 中西医结合学报，2010，8（1）：40－45.

［12］朱燕波，王琦，吴承玉，等. 18805 例中国成年人中医体质类型与超重肥胖关系的 Logistic 回归分析［J］. 中西医结合学报，2010，8（11）：1023－1028.

［13］董静，王琦，吴宏东，等. 代谢综合征体质因素的病例 - 对照研究［J］. 中国康复理论与实践，2007，13（5）：464 - 465.

［14］王琦，朱燕波，折笠秀树，等. 中医痰湿体质相关影响因素的研究［J］. 北京中医药大学学报，2008，31（1）：10 - 13.

［15］朱燕波，王琦，姚实林. 中医阳虚体质相关影响因素的研究［J］. 中医杂志，2007，48（12）：1113 - 1115，1124.

［16］王琦. 辨识体质制定保健方案（一）［N］. 健康报，2009 - 4 - 23（4）.

［17］王琦，朱燕波. 中国一般人群中医体质流行病学调查［J］. 中华中医药杂志，2009，24（1）：7 - 12.

［18］孙涛. 亚健康学基础［M］. 北京：中国中医药出版社，2009.

［19］朱嵘. 亚健康管理［M］. 北京：中国中医药出版社，2010.